EXCURSIONS SCIENTIFIQUES

DANS

LES ASILES D'ALIÉNÉS,

PAR

LE Dr P. BERTHIER,

Médecin en chef des Asiles d'Aliénés de Bourg (Ain),

TROISIÈME SÉRIE.

COMPRENANT

Les Asiles de Clermont-sur-Oise, du Mans, d'Alençon, d'Angers, de Nantes, de Pont-l'Abbé-Picauville, de Pau, de Saint-Venant, de Strasbourg, de Rennes, de Lille (Lommelet), de Leyme, de Niort, de Mayenne, d'Armentières, de Nancy, du Puy, de Lille (Bailleul), de Napoléon-Vendée, de Bourg.

PARIS,

SAVY, RUE HAUTEFEUILLE, 21.

BOURG-EN-BRESSE, IMPRIMERIE MILLIET-BOTTIER.

1865.

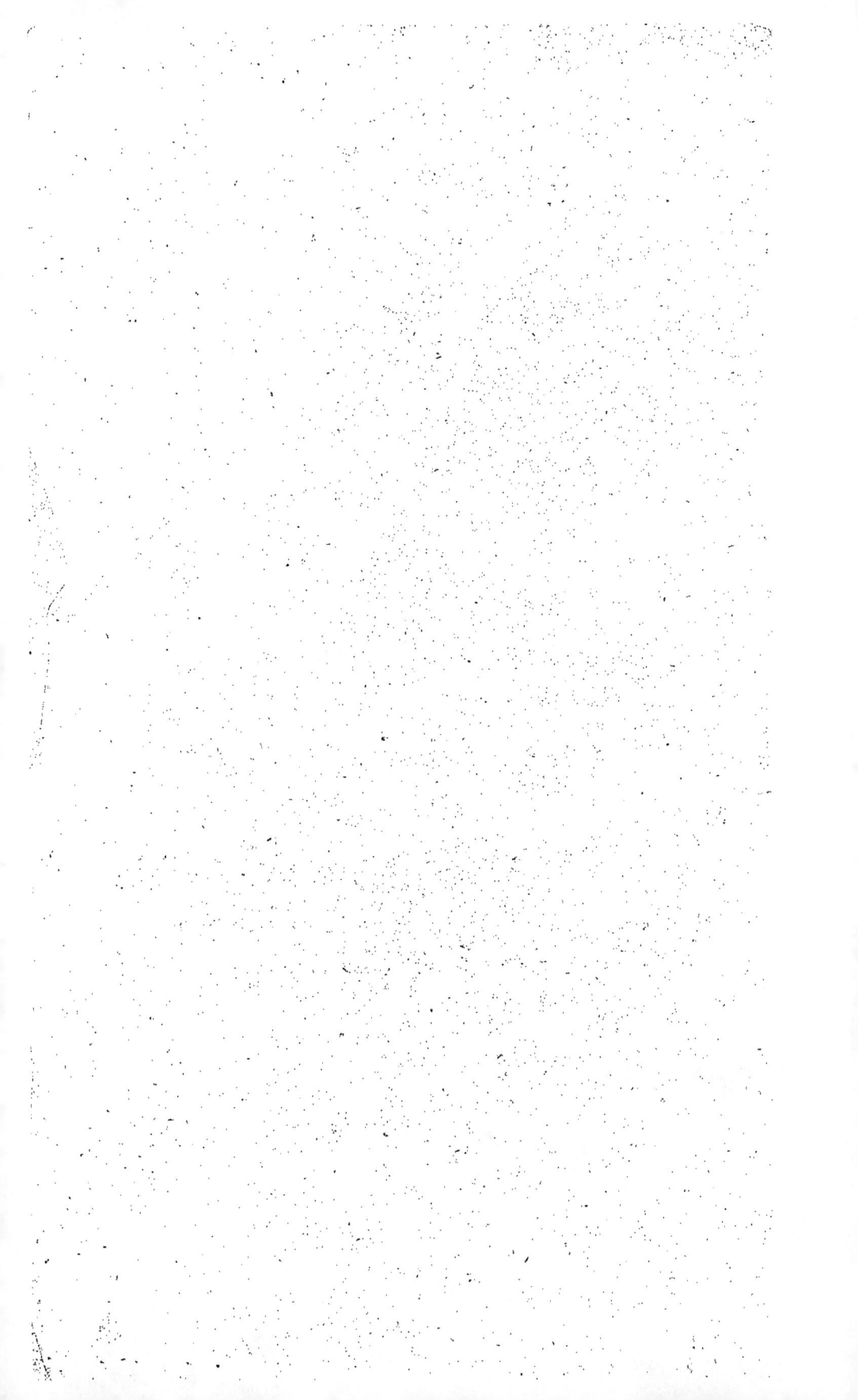

ASILES D'ALIÉNÉS

DE LA FRANCE.

————

TROISIÈME SÉRIE.

————

EXCURSIONS SCIENTIFIQUES

DANS

LES ASILES D'ALIÉNÉS,

PAR

LE Dr P. BERTHIER,

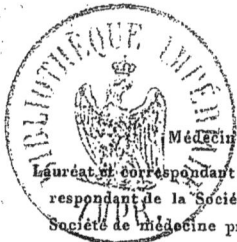

Médecin en chef des Asiles d'Aliénés de Bourg (Ain),
Lauréat et correspondant de la Société Médico-Psychologique de Paris, lauréat et correspondant de la Société impériale de médecine de Bordeaux, Correspondant de la
Société de médecine pratique de Paris, Membre correspondant de l'Académie des
Sciences et Lettres de Montpellier, de l'Académie impériale de Savoie, des Sociétés
de médecine de Lyon, Rouen, Grenoble, Chambéry, etc., Membre du Conseil d'hygiène et de salubrité publiques du département de l'Ain.

Tamen aspice si quid
Et nos, quod cures proprium fecisse, loquamur.
(HORACE. Epitre XVII, livre Ier.)

PARIS, | **LYON,**
SAVY, RUE HAUTEFEUILLE, 21. | SAVY, RUE DU PÉRAT.

BOURG-EN-BRESSE, IMPRIMERIE MILLIET-BOTTIER.

1865.

1866

EXCURSIONS SCIENTIFIQUES

DANS

LES ASILES D'ALIÉNÉS.

———

CLERMONT-SUR-OISE.

Salut à la patrie de Fernel, l'illustre médecin des Valois !
L'ancienne *Claromontium*, célèbre par les incursions nor-
mandes du moyen-âge, a été peu à peu remplacée par une
ville bâtie en gradins, sur un côteau qui domine l'onde azurée
de la Brèche, et au pied duquel est assise la promenade du
Castelier. Joli panorama et bonne hygiène. Aussi était-il naturel
d'y choisir l'emplacement d'une maison de santé — qui occupe
le versant du sud où se suspend la cité.

Il faut le dire, à la louange de ses créateurs, elle s'offre sous
un aspect aussi riant pour la perspective qu'en accord avec sa
destination. Son effet est celui d'une villa. Ce ne sont plus, ici,
des pavillons méthodiquement groupés, et donnant de prime-
abord l'idée de leur usage. Comme la plupart des Asiles, qui
n'ont pas été conçus avec des plans arrêtés, c'est une réunion
de bâtiments d'irrégulière apparence. Néanmoins, les sexes se
trouvent entièrement séparés, grâce à une vaste cour et aux
services généraux.

De modestes façades, des toits peu élevés, des quartiers de
moyenne grandeur, beaucoup de jardins et de préaux... voilà
son ensemble. L'appareil de construction, des plus simples,
permettra de suivre les évolutions de la science, en modifiant
la forme et la disposition des locaux, au fur et à mesure des
besoins ou de la marche de l'art. Système d'architecture préfé-
rable à celui des monuments, dont le style, majestueux et inamovible, convient aux institutions à bases fixes et définies.

A gauche de l'entrée principale, un élégant hôtel représente
le logement du directeur; à droite, une sorte de châlet, les
bureaux et les parloirs.

L'eau, en quantité suffisante, prend sa source dans un puits
artésien qui approvisionne chaque section. Dix-huit hectares
contigüs entretiennent le potager.

Malheureusement des réfectoires, servant de salons, manquent d'espace, et quelques dortoirs s'encombrent. Mais ce
défaut va être corrigé. Des cours, assez étendues, sont privées
d'horizon par la hauteur des murs : on les abaissera. J'oubliais :
les sièges des lieux d'aisance consistent en une planche de chêne
inclinée, de manière à prévenir les dégâts et les souillures, par
apposition des pieds. J'aime autant le mode vulgaire, qui oblige
à se conformer aux usages civilisés.

Des ateliers de toute espèce fonctionnent : menuiserie, pein-
ture, forge, couture, cordonnerie, etc. Ajoutons qu'il n'existe
que 17 cellules; que la proportion des Gâteux est d'environ 10
pour 70 chez les hommes, de 20 chez les femmes.

Fondé en 1830, par M. Labitte père — en vertu d'un bail
contracté avec M. Guesnet, maire de Carlepont, le propriétaire
d'alors — l'Asile central de Clermont, qui avait commencé avec
16 malades, en comptait 1,147 en 1852, et en contient aujour-
d'hui plus de 1,450, par suite d'abonnements passés avec cinq
départements.

Mais, là n'est pas le point saillant de cette œuvre grandiose. A
2 kilomètres, dans un beau vallon, une charmante succursale,

qui date de 1847, Fitz-James, du nom du village, appelle l'attention du voyageur.

Entourée par la rivière de la Béronnelle et par une muraille, elle possède les corps d'habitation et d'exploitation destinés aux Aliénés riches et à ceux qui, sans danger, traînent un mal sans espoir. Un seul tènement de 200 hectares permet de tout embrasser et inspecter d'un coup d'œil. Quatre parts divisent l'enclos : la première réservée aux pensionnaires hommes, la seconde aux malades fermiers, la troisième aux dames pensionnaires, la dernière aux malades servantes et que l'on nomme Becquerel.

On ne peut moins faire, en parcourant cette magnifique propriété, que de s'extasier devant l'ordre qui y règne, l'activité qui s'y déploie, le bien-être qui s'y réflète. Des champs parfaitement cultivés, des écuries de haras, des ombrages délicieux, des laboureurs aux figures épanouies; çà et là des promeneurs de tout rang et de tout âge, l'habit se mêlant à la blouse, la robe de bure à la jupe de soie... Tel est le tableau qui s'offre aux regards du visiteur.

Le but des médecins est de placer, autant que possible, les Aliénés dans les habitudes de la vie sociale : existence en commun, occupations utiles, liberté sagement limitée. Ces conditions amènent d'amicales relations, impriment de l'intérêt aux travaux, inspirent l'estime personnelle, éloignent de l'esprit le souvenir de la claustration et de la violence. Elles bannissent les moyens de contrainte, en renvoyant l'indocile à son quartier respectif.

Le classement est fondé sur les aptitudes intellectuelles qui correspondent aux escouades : l'agriculture occupe les Maniaques et les Monomanes, le ménage et les soins grossiers sont du ressort des imbéciles, les charrois rentrent dans les les attributions des Déments. On cherche à approprier les emplois aux antécédents, afin de donner à l'ouvrage plus de prise et d'attraits. S'évade-t-il un colon ? ce qui est rare. Il est ramené aussitôt par le chef de brigade, sur qui incombent les frais de réintégration. Remarque-t-on des tendances suicides ? ce qui est exceptionnel. On met le suspect sous la surveillance spéciale de quelques camarades, qui essaient de le distraire et reçoivent, en raison de leur zèle, une rémunération. Cette protection mutuelle développe les sentiments de charité, qui ne sont pas sans influence sur les facultés mentales. Le supérieur acquiert de la considération, l'inférieur de la confiance, tous y puisent de l'éducation. Enfin, l'Administration elle-même en profite. Car, malgré les épidémies cholériques et les chertés de grains multipliées, Clermont n'a jamais été pour les départements une charge plus forte une année que l'autre (1 fr. pour les hommes, 90 cent. pour les femmes.)

Pour atteindre le but que se sont proposés la loi du 30 juin 1838, la science médicale et la cure de l'aliénation, a dit M. Evrat, les établissements d'Aliénés doivent être transformés en établissements agricoles (1). Opinion professée, de nos jours, par de savants aliénistes ; entr'autres, par MM. Billod et Belloc. Ainsi formulée est-elle, en tous points, irréfutable ?

En se jetant dans des spéculations mercantiles, nos Directeurs ne tombent-ils pas dans un excès très-fâcheux, et n'abandonneront-ils pas insensiblement leurs clients aux hasards de l'empirisme ? N'est-il pas à craindre qu'on ne vienne à considérer ceux-ci comme des mercenaires, et qu'on ne les mesure plus qu'au gain qu'ils rapportent ? La nature humaine tend à l'exagération, par une pente fatale. Il me semble qu'on sait, ici, éviter l'écueil. Les bénéfices de la ferme sont de 185 francs par hectare, *produit normal* d'une bonne exploitation, ce qui prouve qu'on ne surmène pas les ouvriers.

En outre, après un séjour plus ou moins prolongé à l'Asile central, seuls les *malades reconnus incurables sont dirigés sur la colonie* — où ils jouissent des bienfaits d'une existence aussi libre et aussi confortable que possible. Mais, répondra-t-on,

(1) Deuxième Etude sur la reconstruction projetée de l'Asile de l'Isère, page 51.

combien, ainsi élagués, peuvent se rétablir! Le pronostic de la Folie est-il chose facile? Et quoique ces pauvres gens soient bien nourris, bien vêtus, bien conseillés, continuent-ils à respirer cet air médical qui, au dire des grands maîtres, coopère si puissamment aux réactions curatrices? Comment le praticien exercera-t-il sur eux ce contrôle, cette direction suprême, cette omnipotence utile, on peut dire indispensable à nos maisons de santé?

De chaque côté des inconvénients. De deux maux on choisit le moindre, c'est l'avis de M. Jules Falret : l'augmentation progressive des Aliénés, l'encombrement des Etablissements qui nous sont confiés, la nécessité urgente de venir en aide au plus grand nombre possible, font une loi à ceux qui s'occupent de l'amélioration du sort de ces infortunés, de rechercher les moyens de *concilier les exigences de la science avec les ressources des budgets*, et d'arriver à secourir le plus de monde aux moindres frais. Or, la colonisation serait la meilleure solution de ce difficile problème, appliqué à ces chroniques, devenus inoffensifs, qui n'offrent plus de chances heureuses (1).

Sans, donc, dédaigner ce mode, on doit le réglementer. Telle est la pensée qu'exprime M. Girard de Cailleux, dans un mémoire remarquable. Il se demande : si les indications thérapeutiques ont changé avec le temps, et si l'Asile a cessé d'être le meilleur instrument de guérison. Il veut l'expansion, et non la conversion, en faveur de ces malheureux sur qui la médecine active n'a plus d'empire, et qui participeraient à une certaine vie de famille. Pour cela croit-il, n'est besoin que d'annexer aux habitations communes des châlets, soit pour ceux dont l'action peut être dangereuse, soit pour ceux dont le système nerveux subit de trop faciles entraînements — de façon à suppléer autant que faire se peut, au traitement individuel, sans perdre de vue

(1) Rapport au nom de la Commission de Gheel. Société méd. psychol. Séance du 30 décembre 1861.

les intérêts économiques généraux (1). M. Brière de Boismont n'avait pas été moins explicite, en écrivant : « Peut-on annexer aux Asiles une ferme recevant directement les malades de ces Asiles, et les y renvoyant d'après les avis du médecin? Cette ferme agricole permettrait, peut-être, à l'Asile de subvenir aux besoins, d'exonérer les départements de la subvention qu'ils fournissent. L'adjonction de ces colonies aux Asiles est le résultat d'une foule de circonstances, parmi lesquelles l'encombrement et le besoin de liberté qu'on peut comprimer ont une part considérable. Ce système n'est plus, d'ailleurs, à l'état de projet, il a passé dans la pratique (2).

Ainsi, de l'aveu des hommes les plus compétents, l'institution modèle d'Aliénés est celle qui substitue à la vie de la famille sociale une vie de famille médicale; qui, tout en offrant au malade les garanties d'ordre, de sécurité, de liberté compatible avec son état, prévient l'accumulation nosocomiale et le grèvement budgétaire. Voir au-delà et proposer comme idéal le type de Gheel, un village de fous, c'est méconnaître le caractère national des peuples, exagérer les succès d'une peuplade inimitable, ignorer jusqu'aux principes de l'étude de la Folie aussi bien que les éléments de sa matière médicale. En effet : il est prouvé que le Flamand est d'un tempérament lymphatique, par conséquent d'une nature peu agitable; que, du reste, les agents de contrainte sont usités dans la Campine comme ailleurs, et peut-être plus qu'ailleurs; qu'ils le sont à la dérobée des docteurs, et à la discrétion de nourriciers ignorants; que le Médecin, ayant une population éparse de pupilles, ne peut exercer sur eux qu'une surveillance incomplète et appliquer le traitement moral que dans des cas limités. Et nous entendons par là : l'ensemble des moyens propres à agir individuellement sur la sensibilité, l'intelligence, la volonté; à l'aide des connais-

(1) Société méd. psychologique. Séance du 28 avril 1862.
(2) Société méd. psychologique. Séance du 24 février 1862.

sances acquises sur les antécédents, le caractère, les habitudes, l'esprit, les penchants, les qualités, les vices du patient.

Telle est notre conviction, si nous ne comptons pas sur les miracles. Sans, donc, considérer Clermont-sur-Oise comme une perfection, nous le regardons comme le degré le plus avancé de notre échelle scientifique.

Il a résolu le problème : réunir les avantages de l'Asile à ceux de la Colonie, en traitant les cas aigüs sans délaisser les chroniques ; balancer les recettes et les dépenses à l'aide d'un chiffre suffisant de pensions et de revenus ; prévenir l'entassement, par l'addition successive de cottages à l'Asile ou de satellites à la Colonie, — comme a fait M. Labitte en annexant à *Fitz-James Becquerel* et *Villers*.

Puissent ces lignes ne pas paraître trop pâles, et offrir quelque intérêt ; après les pages éloquentes qu'a fait surgir l'important et mémorable débat dont retentit, en Europe, toute la presse médicale (1) !

(1) Pour plus de renseignements, voir l'instructive Notice de M. Gustave Labitte, médecin en chef de Clermont : *De la Colonie de Fitz-James*. Paris, 1861.

LE MANS.

Le département de la Sarthe jouit d'une grande variété et de beaucoup de ressources. Le passage d'un site abrupte aux élégantes vallées est presque continuel. On cultive des grains de mille espèces, les fruits y sont excellents, son gibier est supérieur, et il n'est pas de gourmet qui ne connaisse ses chapons. Ce pays possède encore de magnifiques forêts — dans l'une desquelles Charles VI perdit un soir la raison. Le monarque allait guerroyer contre son cousin de Bretagne, lorsqu'une brusque hallucination troubla son faible cerveau. On le ramena au château de Creil, où son médecin fut mandé. Guillaume de Laon entreprit une thérapeutique morale : abstention de contrariétés, soins affectueux. La Reine, trop égoïste pour se prêter à un tel service, pria la Supérieure d'un couvent de lui confier une novice. Cette jeune sœur était Odette... Odette, par ses attentions, sa charité, sa tendresse, aida à la guérison. Malheureusement, une fête, où le feu prit aux vêtements de seigneurs enduits de résine, épouvanta tellement le Prince que son délire revint. Cet accident était du fait du duc de Tourraine. Je ne serais pas éloigné de croire, dit M. Henri Bonnet, que l'amant d'Isabeau, de concert avec celle-ci, n'ait agi sciemment dans l'espérance que la frayeur ferait retomber le roi malade. (*Revue rétrospective de médecine mentale*, page 39.) Toujours est-il que maître Guillaume ne fut pas rappelé, que la demoiselle de Champdivert mourut, et que Charles resta en Démence.

A cette époque, les fous — très-rares du reste — étaient abandonnés à eux-mêmes, ou confondus avec les démons et les sorciers; et il fallut traverser deux siècles avant de les voir enfouis avec les criminels dans les prisons dont ils sortaient, quelquefois, pour entrer à l'hôpital. Cette situation dura, au

Mans, jusqu'en 1826. Alors fut fondée la maison spéciale, qu'on ouvrit six ans ensuite. La gare du chemin de fer la sépare de la ville, une des plus vieilles de la Gaule, et presque entièrement rebâtie, où l'on parcourt avec plaisir quelques vieilles rues aux logis de bois du XVIe siècle.

Au sud-est, sur un terrain plat, à sol sablonneux, entièrement clos de murs, accolé à une ferme que baigne une rivière, cet Etablissement offre une ordonnance d'architecture simple, une disposition salubre, une distribution propice pour l'ordre et la surveillance.

Au centre d'une cour en hémicycle s'élève un bâtiment à trois étages, où logent le Directeur et les Religieuses, où se trouvent la lingerie, la pharmacie, la cuisine. Développé dans le sens de l'axe, il est mis de chaque côté en communication — par une galerie transversale — avec deux grandes autres, qui règnent le long de l'intérieur et reçoivent toutes les sorties.

En avant, l'entrée; en arrière, la chapelle.

Les habitations des malades sont disposées sur les côtés de ce bâtiment et forment deux sections : l'une, pour les hommes; l'autre, pour les femmes — qui se subdivisent en quatre ou cinq pavillons perpendiculaires au centre et parallèles entre eux. Chacun de ceux-ci a son préau ombragé et séparé.

Au premier, les salles de nuit; au rez-de-chaussée, celles de jour.

Les Agités, qui ont douze cellules pour chaque sexe — occupent les pavillons postérieurs, avant celui des bains qui partage le milieu du plan.

Les Pensionnaires n'ont pas été oubliés. Outre la partie qui leur est affectée au niveau de la cour de service, une autre leur est consacrée sur les flancs de chaque division, et deux chalets demi-circulaires, qui coudoient la chapelle, ont encore été réservés à la classe la plus aisée — que l'on a supposée la plus pieuse.

Sur la ligne de la porte principale sont : à gauche, les Internes; à droite, l'Econome et l'Aumônier.

Le domicile du médecin en chef est indépendant.

La forme de l'Asile est celle d'un fer à cheval évasé, ou d'un rectangle allongé — avec clos et belvédère.

Système des petits quartiers par excellence. Trente malades dans chaque ouvroir, quatorze lits par dortoir.

Aussi, quel calme et quelle harmonie! La discipline s'exerce avec une merveilleuse facilité, les servants remplissent consciencieusement leurs devoirs, et des sœurs d'Evron se façonnent, comme partout où elles passent, avec une obéissance religieuse, aux exigences de leur position.

D'un abord froid et réservé, mais plein de cette charité qui enrichit la science, M. le docteur Etoc Demazy a été assez heureux pour conserver avec ses Directeurs un accord trop rare, et avec sa Commission une entente secourable; grâce aux concessions d'amour-propre, qui coûtent si peu au talent. Son mémoire sur l'*OEdeme cérébral dans la Stupeur* est consulté avec fruit par les spécialistes. On y reconnaît le disciple de la Salpétrière.

Depuis trente ans qu'il est médecin de cette maison, il lui entretient un renom de bien-être et de prospérité. Fidèle au culte du souvenir, il a imposé à ses cours les noms de nos bienfaiteurs, parmi lesquels se remarque celui de La Rochefoucault.

La ferme, séparée du clos par un chemin, est d'une contenance de 19 hectares qu'arrosent les eaux de l'Huisne. Elle possède un beau cheptel; des vaches manselles et cottentines paissent dans de grasses prairies, parsemées d'arbres fruitiers.

Je me permettrai, nonobstant, de citer quelques détails qui ne peuvent manquer de choquer les visiteurs compétents. Ce sont d'abord des murs trop élevés qui masquent la vue des préaux; des portes de cellules pleines, sans moyens d'observations; des escaliers si étroits, qu'on ne peut y passer deux. Ce sont ensuite des chambres de gardien complètement fermées qui rendent leur intervention immédiate impossible. Je ne suis pas partisan de cette interposition. Si l'on veut que les Préposés s'acquittent de leurs fonctions, il faut les intéresser à maintenir le bon ordre, et on ne les y intéresse qu'en les mettant en contact permanent avec leurs malades. Tout en leur procurant le plus de facilité et de repos, on doit veiller à ce qu'ils soient toujours présents pour les Aliénés qui exigent une vigilance malheureusement continue.

Quant aux grilles des fenêtres, elles disparaîtront, certainement; dès qu'on aura compris l'utilité des croisillons de fer qui, sans blesser les yeux, s'opposent parfaitement aux tentatives criminelles.

Est-ce à cet ensemble d'imperfection qu'il faut attribuer l'air presque triste de cet Asile, où abondent les Mélancolies à caractère religieux telles qu'aux temps des Bodin, des Del Rio et des Jacques Spranger?... Les affections de cette nature sont-elles, comme on l'a dit, le résultat de la superstition, du prosélitisme, des pratiques mystiques? Je ne le crois pas. La folie dévotieuse a sa source, quelquefois, dans l'exaltation. Mais, le plus souvent, elle s'implante dans les âmes ignorantes qui entendent faussement les préceptes divins et sont tourmentées de scrupule, sans raison d'être dans une conscience éclairée. C'est ainsi que j'explique la surcharge du cadre statistique, relatif à l'aliénation religieuse, dans nos provinces de l'ouest. Le genre de communion n'y est pour rien. Car, le catholicisme, loin de favoriser cette maladie, la réprime en empêchant l'esprit d'errer dans le vague des interprétations et de l'exégèse — cette cause si fréquente de délire dans les pays protestants. Les chiffres en sont la preuve.

Quoi qu'il en soit de l'origine de la multiplicité des cas de cette espèce, elle ne doit pas être un motif de proscription envers les fidèles, dont plus de la moitié (et la population dépasse le nombre de 400) sont privés de la possibilité d'assister aux cérémonies du culte, par suite de l'exiguité de la chapelle.

Nous ferons remarquer, enfin, que les femmes montrent ici plus de penchant au suicide que les hommes, et qu'elles ne présentent pas d'exemples du penchant à l'homicide, d'ailleurs plus en harmonie avec la nature du sexe masculin,

Aidé par deux Elèves, auxquels on donne de beaux honoraires, 800 francs, M. Etoc Demazy cherche à les rehausser dans l'estime publique, et les initie à une profession qui s'ennoblit chaque jour par les garanties, les efforts, les aptitudes qu'elle exige.

ALENÇON.

En 1780, s'établit à l'ouest de la ville un dépôt de mendicité sous le nom de Bicêtre, dans la pensée que ce qu'on appelait ainsi dans la capitale était le modèle des Refuges et des petites Bastilles (1).

Cet Etablissement — dont la dépense s'éleva à la somme de 261,107 livres 10 sols, suivant un devis présenté au roi — fut construit au moyen des deniers des habitants taillables de la généralité, qui comprenait les départements actuels de l'Orne, de l'Eure, d'Eure-et-Loir et du Calvados. Il devait servir « à renfermer les mendiants, vagabonds et gens sans aveu, les malheureux atteints d'aliénation mentale, les mauvais sujets, les filles sans mœurs, les enfants insubordonnés, les gâleux et les vénériens. » Quel bel amalgame ! Le gouvernement intérieur fut confié à des Religieuses providentes de la maison conventuelle de Seez, qui, en 1792, ayant refusé de prêter le serment civique, furent remplacées par des entrepreneurs et par des geoliers. Les pauvres Insensés, mal vêtus, mal nourris, fustigés, chargés de chaînes, se virent aussitôt confinés dans d'infects et humides cachots. Les sexes, confondus, couchaient par terre, sans linge ni couverture, sur de la paille qu'on ne renouvelait

(1) De tout temps on chercha à réprimer la mendicité. Solon voulait qu'on déférât aux tribunaux les hommes qui ne travaillaient pas. Charlemagne avait édicté des lois sur la mendicité. Henri II avait prononcé contre les mendiants la peine des galères. Un décret du 30 mai 1790 ouvrit des ateliers pour les mendiants valides. La loi du 24 brumaire an II organisa des travaux de secours et des maisons de répression. Un décret impérial du 5 juillet 1808 ordonna qu'un dépôt de mendicité fût ouvert dans chaque département.

pas même une fois par mois. Le désordre et le scandale arrivèrent à leur comble. Les Sœurs furent rappelées au printemps de 1801, et le 1er janvier 1808 un Directeur fut nommé.

La seconde période ne fut pas précisément plus heureuse que la première. Une relation, trouvée dans les archives, dévoile des faits tellement déplorables, dit M. Charles Mansan, auteur d'une intéressante notice, que nous ne les publierons pas ; alors même que la véracité de l'historien paraîtrait certaine. Les chefs ne pouvaient empêcher tous les abus, au sein d'une population si diverse, si dénuée et si démoralisée.

La troisième, qui date du 18 novembre 1831, époque de l'organisation définitive et de la conversion du dépôt en hospice, ne fut encore qu'un prélude. Elle prépara l'ère nouvelle qui, avec l'apparition du 30 juin 1838, devait attaquer les abus à leur source, en faisant des fous des malades — dont le traitement, basé sur la douceur et une sage liberté, fût la condamnation publique du passé. Une Commission de surveillance, l'adoption de l'Asile, la nomination d'un médecin spécial en furent les premières conséquences. Depuis, ce n'a été qu'une suite de réformes, de progrès, d'améliorations, de perfectionnements.

A deux hommes qui se sont succédé — fidèles et intelligents interprètes de cette loi—revient le mérite de cette bonne œuvre : M. de Fermon et M. Belloc ; l'un qui, pendant douze années consécutives, travailla à débrouiller le chaos en créant des ateliers, des dortoirs, des réfectoires, à introduire, en un mot, l'élément moral ; l'autre qui, depuis 15 ans, s'occupe sans relâche d'aider cette thérapeutique par l'ordre, la discipline, les récréations, l'instruction professionnelle et l'agriculture.

La ferme, à faible distance, traversée par une petite rivière nommée la Brillante, d'une contenance de neuf hectares, utilise la majeure partie des hommes au labour, aux semailles, au fauchage, au bottelage, au battage, au tillage du chanvre, à la culture des céréales. Elle a obtenu plusieurs récompenses à la Société d'horticulture.

Notre confrère ne pense pas uniquement aux revenus. Il

veille avec une sollicitude paternelle au remplacement des vieilles constructions.

L'Asile d'Alençon, assis sur un sol granitique, à l'un des bouts de la ville appelé rue Saint-Jullien, offre une étrange configuration. Il représente deux croissants superposés et surmontés d'un carré, sur les côtés des quels se dressent trois pavillons horizontaux parallèles. Les deux demi cercles contiennent : antérieurement, les services généraux; postérieurement, la chapelle derrière laquelle sont les Agités. C'est le vieil édifice. Les autres, récemment élevés, contiennent les différentes classes de malades, groupés d'après leur degré de calme et de propreté. Le tout renferme près de 400 personnes.

Malheureusement, les murs des cours sont trop hauts, les dortoirs encombrés, les bains dans le bâtiment d'administration. Je ne parle pas des Turbulents dont les cellules font pitié, puisqu'ils doivent être transportés dans un quartier latéral complètement en dehors. Quant à l'église, c'est une miniature : les incrédules et les tièdes y ont une facile excuse. En somme, il y a beaucoup à changer, beaucoup à refaire. Mais le zèle de notre collègue nous rassure, pourvu que ses religieuses n'entravent pas son action par des taquineries de clocher. Elles appartiennent à l'ordre de Saint-Joseph (de Cluny). Nous en avons déjà parlé. Il est des congrégations à qui manque l'esprit de l'état. Toutes ne sont pas aptes à soigner les fous. Je n'ai vu que deux camisolles chez les hommes, je n'en ai pas vu chez les femmes; j'observe ordinairement le contraire. Mais il faut ajouter que ces dernières se trouvent dans des conditions plus satisfaisantes.

La proportion des sorties par guérison est avantageuse. Celle des décès ne l'est pas moins, excepté pour quelques années, durant lesquelles a sévi la diarrhée chronique — qui tend de plus en plus à disparaître sous l'influence d'une hygiène meilleure, particulièrement d'un régime alimentaire où entrent en plus grande abondance la viande et le vin.

On dit que M. Belloc, par son caractère un peu trop franc, a vu son existence traversée par quelques tribulations. Nous le croyons sans peine. Les administrations n'aiment pas le zèle, selon le mot d'un politique célèbre. Cet excès de vertu a causé bien des maux aux Aliénistes. Notre corps doit en être fier ! Une parole du Conseil général de l'Orne, d'ailleurs, aura consolé le docteur Belloc, en le comparant à la Providence qui, cachée aux yeux de tous, ne se révèle que par ses bienfaits. Nous ne lui reprocherons qu'une chose : c'est d'avoir trop de confiance dans la colonisation (1) et de n'en avoir pas assez dans le traitement *individuel.* La colonisation rapproche l'Aliéné du milieu social, le ramène à des habitudes régulières, le place dans une atmosphère très-propre à modifier sa constitution et à rasséréner son esprit. Mais ce n'est qu'un moyen collectif et superficiel. Si elle prépare le terrain, elle ne l'ensemence pas. Engrais qui féconde, elle ouvre la voie aux médicaments ; elle n'est pas le médicament. Pas plus que la salubrité, elle ne ressort de la thérapeutique. La Folie veut d'autres agents : la pédagogie, l'esthétique, la théodicée, la morale, nominalement appliqués. On le sait à Alençon aussi bien qu'ici ; mais nous employons, pour le dire, des termes forts différents. Autrement, je ne m'expliquerais pas les résultats du savant qui veut *transformer les Asiles en centres d'exploitation.* « Pour étudier et pratiquer convenablement la médecine, il faut y mettre de l'importance ; et pour y mettre une importance véritable, il faut y croire. » (Cabanis.)

(1) Voyez : *Les Aliénés et la ferme-asile,* 1863, page 8.

ANGERS.

Il existait, jadis, plusieurs refuges pour les Insensés de l'Anjou, heureuse patrie d'Amboise Paré : le Château, les Pénitents, l'Hospice, l'Hôtel-Dieu , et, le plus singulier, celui de Saumur. Suspendu aux flancs d'une montagne hérissée de hêtres, ce dernier recélait des vieillards, des enfants, des Épileptiques, des Fous, des mauvais sujets et des vagabonds. Deux parties le constituaient : l'une — carré de masures à trois étages pour les services généraux, les malades riches, la chapelle; l'autre — série de caves taillées dans le roc — pour les Aliénés et les Infirmes, à qui l'air parvenait de soupiraux, bouchés en hiver par une natte de paille qu'on soulevait de temps à autre dans l'intention de ventiler. Des espèces de puits descendaient dans des caves sous-jacentes, qui formaient encore des dortoirs de plus de soixante personnes ! Les plaintes réitérées des Inspecteurs, la commisération publique, l'impulsion bienfaisante de la loi de 1838 mirent un terme à cette situation, plutôt faite pour des bêtes que pour des hommes ; et l'on se décida à créer une Institution, unique et spéciale, pour le département.

Les légendes attribuent à la Seigneurie de Sainte-Gemmes (Gemma Marguerite) plusieurs origines. L'une prétend qu'elle fut primitivement habitée par une Innocente, qui se livrait à l'éducation des chats; d'autres disent que ce fut un couvent. La plus authentique est celle qui fait remonter sa fondation à 1706 par un baron, fermier général de ce pays, des mains duquel elle passa dans la famille d'Autichamp — qui eut l'honneur de recevoir Marmontel.

Ce manoir, converti en Asile public depuis 1843, a sa principale exposition au nord et au midi. Il est situé sur les bords de la Loire, à six kilomètres d'Angers, une demi-lieue des ponts de Cé, et à la même distance du l'embouchure de la Maine.

Son site serait admirable, si les murs et les ruines qui closent certains préaux disparaissant, laissaient à l'œil la perspective du magnifique bassin qui se déploie entre les îles du fleuve, les côteaux de ses rives, et son horizon de peupliers.

Les moyens de transport faisant défaut, on est obligé, pour s'y rendre, de recourir à la courtoise urbanité du médecin-directeur.

Lors de sa nouvelle appropriation, il se composait : du castel, de l'orangerie, et des écuries — le tout dans un fâcheux état de vétusté. Deux bâtiments, à l'ouest d'une terrasse qui regarde la Loire, furent d'abord consacrés aux hommes. Puis, un quartier de femmes s'éleva à l'est, avec additions en dehors d'un premier programme. Le pavillon principal offre cette bizarre disposition, que le niveau des cours exposées au nord est à une hauteur de 4 mètres 20 centimètres au-dessus de celui des cours du côté sud. D'où il résulte que l'étage inférieur, en contrebas, entretient une constante humidité — aussi nuisible à la solidité qu'à la salubrité du rez-de-chaussée. M. Billod détruira cet inconvénient, en ramenant le sol à la même assiette. Il en a fait disparaître un plus grave : l'inondation. A la moindre crue des eaux, le potager était submergé. Notre confrère a exhaussé de 2 mètres la plante-bande située au bas du double escalier du château — au moyen de terres rapportées, dont la couche superficielle, ajoutée aux vidanges, a servi à la confection d'un hectare en plus de jardin.

Sainte-Gemmes a été dirigé, de 1843 à 1854, par le docteur Levincent qui a imprimé aux travaux agricoles une activité énergique et transformé les champs en terrains d'une qualité excellente, où se cultive du blé de semence — très-recherché parmi les froments connus de Saint-Laud.

L'ensemble de la propriété comprend 21 hectares, dont 5 occupés par les bâtiments.

L'exploitation fermière possède, en outre, une vacherie et une porcherie dont les produits ont été primés dans plusieurs concours. Ses revenus en nature atteignent la somme annuelle de près de 13,000 francs.

Depuis 14 ans que le docteur Billod est à la tête de cet Asile, il a réalisé les améliorations suivantes :

Création d'une pharmacie,

Installation d'un ouvroir,

Organisation des écoles,

Achèvement de l'église,

Formation d'un pensionnat,

Agencement de la cuisine,

Restauration du château,

Construction de murs de clôture,

Drainage général des prés,

Augmentation des dortoirs,

Plantation d'un verger de 1,200 arbres fruitiers, sans compter les espaliers.

Pour ces entreprises, dont la dépense excède 150,000 francs, M. Billod n'a demandé aucune subvention; c'est avec ses propres ressources, qu'il a fait face aux besoins, et qu'il songe à tout achever.

Le vice flagrant de son Etablissement m'a paru être l'insuffisance des habitations de jour (fréquente en Allemagne) à côté d'habitations assez spacieuses de nuit. Mais il entre dans les vues de cet administrateur de changer complètement le système de distribution des quartiers — en reportant à l'étage les dortoirs du rez-de-chaussée, et au rez-de-chaussée les ouvroirs de l'étage. De cette sorte, chaque section sera pourvue de salles convenables; surtout lorsqu'on aura pu y adjoindre des préaux correspondants avec galerie couverte.

Après l'adoption de ces mesures, la division des femmes, sans être irréprochable, laissera peu à désirer.

Quant à la division des hommes, elle échappe à la critique, dès qu'elle doit être rebâtie.

Regrettons seulement que les préaux soient privés de vue et de ventilation, que l'eau ne puisse se puiser que poinçon par poinçon, — ce qui force, il est vrai, à utiliser les eaux du fleuve, en livrant les malades aux plaisirs du bain froid et de la natation. Enfin, le chiffre des Gâteux s'élevait naguères à 48, sur une population de plus de 700 Aliénés, et celui des décès par affection intestinale prédominait dans d'énormes proportions.

A quoi l'attribuer ?

A l'humidité, l'alimentation, l'excès de travail ?

Il n'est pas permis de le supposer.

La pellagre — que notre savant collègue dit être le lot des Asiles d'Aliénés — est chez lui, pour ainsi dire, endémique. Je ne puis me ranger à son opinion. Les faits fournis à l'appui d'une thèse, habilement soutenue d'ailleurs, ne m'ont pas semblé péremptoires ; et je lui demande la permission de croire, jusqu'à plus ample informé, que le mal, par lui si bien étudié, est une dégénérescence au même titre que la diarrhée chronique et certains scorbuts.

Le docteur Billod est un esprit foncièrement organisateur. Il a le tempérament des hommes d'action et de persévérance. Il triomphera de tous les obstacles. L'on ne peut que souhaiter la réussite de ses projets.

Je suis heureux, en cette circonstance, de me rendre l'interprète de ses visiteurs, en le félicitant de la gracieuseté avec laquelle il vous accueille et qui ferait presque désirer d'être habituellement de ses hôtes. Ce n'est pas sans une vive satisfaction que j'ai goûté, en passant, sous ce toit calme et prospère, le plaisir qu'on aime à retrouver partout où préside, du reste, la femme de l'Aliéniste.

NANTES.

Je quittais la Bretagne. Je venais d'entendre le son du biniou. J'avais eu la bonne fortune d'être témoin d'un pardon. J'avais voulu, enfin, juger des coutumes de ce pays, en traversant un marché où l'on se croirait au milieu des tribus du Canada ou au renouvellement de la confusion des langues — lorsque je partis de l'ancienne capitale, deux jours après l'ouverture de la voie ferrée. Nous coupâmes, à plusieurs reprises, les simosités de la Vilaine qui rappelle le cours capricieux de l'Aveyron ; nous parcourûmes une route à faire envie à un peintre : bocages, taillis, fourrés, roches, monticules, buttes, plaines, cascades, tout y est. Sans compter les coiffes bretonnes, les chapeaux bretons, les vaches bretonnes, les clochers bretons... On dirait qu'ici la nature a pris un singulier plaisir à son ouvrage : *ut palam sit, uno in loco gaudentis opus esse naturæ.* (Pline le Natur.)

Nous voici à la Bourse, c'est-à-dire à la station de Nantes pour laquelle vous avez pris votre billet. Car je veux vous éviter la bévue que j'ai commise, en m'arrêtant à la grande gare qui m'a procuré, il est vrai, l'avantage de visiter le jardin des plantes où les magniolas poussent comme de gros chênes.

Le début était brillant. Le contraste ne fut que plus vif. Jugez de ma déception ! Des rues sales et mal percées, un ciel gris et nébuleux, le climat de Hollande et le phlegme anglais. Moi qui m'étais fait un tableau si attrayant de cette grande ville « bâtie avec autant de magnificence que de majesté, décorée de superbes édifices, enrichie des trésors du luxe des deux mondes, arrosée par les sept bras de la Loire, et entourée d'un quai qui l'ont fait comparer à Constantinople. » Fiez-vous donc aux géographies ! Ce qu'il y a de plus positif, c'est qu'on y boit de fort bon rhum, et encore il est de contrebande,

Je vous conseille, pourtant, d'aller voir la cathédrale, où se
célébrait autrefois la *fête des Fous* — répandue dans toute la
France du moyen-âge, et que l'on croit être un reste des satur-
nales des anciens. Cette fête, qui se célébrait le jour de la Cir-
concision, avait pour objet d'honorer l'âne qui avait porté
Jésus-Christ, lors de son entrée à Jérusalem. Le clergé se ren-
dait masqué à l'église, montait sur des tréteaux, en habits de
femmes ou couvert de peaux de bêtes, et se livrait aux panto-
mimes les plus extravagantes. On essaya vainement, dès le
XIIᵉ siècle, de supprimer cette mascarade, qui ne disparut que
vers la fin du XVIᵉ.

C'est sur l'un de ces ponts célèbres qu'eut la tête tranchée
Gilles de Laval, seigneur de Rays, maréchal de France, cham-
bellan de Charles VII, compagnon d'armes de Jeanne d'Arc,
héros du conte populaire de *Barbe-Bleue* — qui s'adonna à la
magie, eut recours à l'alchimie, tua les femmes qu'il avait successivement épousées et tenues renfermées dans ses châteaux
de Machécoul et de Chantoré. On lui imputa la disparition de
plus de 800 enfants, dans le sang des quels il s'était noyé, pour
ne pas dire le mot. De tant d'horreurs, celui d'un pacte avec le
Démon était le moins facile à prouver ; et ce fut cependant sur
celui-là qu'il fut condamné. Quelques-uns essayèrent d'insinuer
que le bon Sire avait perdu la raison. Mais la monstrueuse dé-
pravation de cet homme, dont les appétits immondes dépassent
ce que nous savons des empereurs romains, tels que Tibérius
et Caracalla, fut jugée à sa valeur par Pierre de l'Hôpital, qui
sut parfaitement distinguer la perversion de la perversité, le
crime de la folie.

Détournons les yeux de ces dégoûtants souvenirs et rendons-
nous au faubourg Firmil, cité par ses perspectives, pour reposer
notre esprit. De là à la place Saint-Jacques, il n'y a qu'un pas.
Ici est l'hospice. Deux auteurs en ont tracé l'historique, Esquirol
et Bouchet. Le premier s'exprime ainsi :

« Le *sanitat*, hôpital général, avait son entrée sur le quai de
la Fosse. Les habitations des Aliénés étaient affreuses. Nulle

part je n'ai vu plus de luxe de serrures, de verroux, de barres de fer. Des cachots pavés en grès, comme les rues. Il appendait une chaîne scellée au mur par un bout et portant à son autre extrémité un vase de fonte à forme de sabot dans lequel étaient déposés les aliments passés à travers les barreaux des ouvertures. Le docteur Tréluyet, médecin en chef, sollicita l'Administration locale, adressa plusieurs Mémoires au Ministre de l'intérieur. Le couvent de Saint-Jacques, qui avait servi de dépôt de mendicité, fut choisi pour la translation des Insensés de la ville. M. de Tollemare, receveur des hospices, fut un des plus ardents promoteurs du nouvel Etablissement. En 1832, on disposa les anciens bâtiments pour les Vieillards, les Infirmes, les Orphelins, les Epileptiques, puis on construisit à neuf pour les Aliénés.

Il est situé sur un vaste terrain, au nord des bâtiments de l'hospice, dont il est séparé dans toute son étendue par un espace de 10 à 12 mètres de longueur. Dans toute cette longueur s'élève une galerie, et sur cette galerie s'adossent perpendiculairement 8 pavillons parallèles entre eux et munis de préaux. De ces pavillons la vue s'étend sur la Loire et sur une vaste campagne, à travers des jardins qui servent de promenoirs. Chaque sexe habite 4 de ces pavillons qui forment une section. La section des hommes est séparée de celle des femmes par une grande prairie qui unit le centre de l'hospice à la Loire. Chaque corps de bâtiment est desservi par un préau planté d'arbres. Il se compose : 1° d'un réfectoire servant d'ouvroir; — 2° d'un dortoir à 24 lits; — 3° d'un petit pavillon à 4 chambres de pensionnaires, d'une chambre pour les domestiques et d'un salon de réunion. Les services généraux sont communs à tout l'hospice, dont le quartier d'Aliénés est une division (1). »

Bouchet Camille — élève de Pariset l'esprit fin, ingénieux, charmant; d'Esquirol aussi habile à instruire qu'à se faire aimer — Bouchet fut nommé médecin en chef en 1834. Excellent administrateur, esclave du devoir, plein d'observation, doué

---

(1) *Des maladies mentales*, 1840, tome II, pages 480-1-2-3.

d'une rectitude de jugement et d'une probité scientifique rares,
il se livra avec zèle à l'étude de la Folie, surtout compliquée de
congestion ou d'épilepsie. Il parle ainsi dans un compte moral :
« L'Asile des Aliénés de la Loire-Inférieure est un simple quartier
de l'hôpital général. Un grand jardin légumier isole chaque sexe,
d'où résultent deux divisions à éléments homogènes. Il y a huit
sections dans chacune d'elles. La quatrième comprend les Aliénés
de la première classe, indigents et pensionnaires agités et dangereux. Son bâtiment possède douze cellules ; disposées entre
deux corridors éclairés par des fenêtres et donnant sur les
préaux. Mais elles ne reçoivent qu'une faible lumière dans leur
partie supérieure, où les murs sont séparés du plafond par une
largeur de 50 centimètres, de manière à donner un courant d'air
continu. Les bains sont répartis dans des chambres isolées. Les
lits de Gâteux sont de bois, garnis à leur fond d'une lame de
plomb, percée au centre qui communique avec un vase fixé à
terre ; la literie se compose d'une couche de paille, de matelas
de balles d'avoine, d'un drap et d'une couverture. Les lits des
indigents propres sont presque tous de simples tréteaux, vissés
au sol. Les surveillants couchent généralement dans des sou-
pentes qui surmontent les corridors, etc.

Le principe du traitement moral des Aliénés est celui-ci : mettre
chacun dans sa position sociale, autant que possible, afin de
produire, par les impressions pour ainsi dire fatales qui en
résultent, les idées et par suite les pensées qui ont excité et
formé la vie morale et intellectuelle du malade. Voilà pourquoi
il est nécessaire que la multiplicité des professions de l'homme
trouve une application dans la multiplicité des travaux mis à la
disposition du médecin. Il y a, dans le traitement moral des
Aliénés, une action puissante dans le bien comme dans le mal,
qu'il importe de ménager et de diriger, qu'il ne faut jamais
dédaigner : c'est l'action religieuse. Exercée par une intelligence
éclairée qui, comprenant la pensée du médecin, modifie les
moyens comme la maladie elle-même se modifie, elle devient un
secours puissant dans la guérison de certains Aliénés, etc.

La contrainte évite des luttes graves, prévient l'explosion subite d'un accès. Elle est compatible avec une certaine liberté de mouvements et permet la promenade en plein air ; elle donne enfin souvent aussi le sentiment de l'impuissance physique et celui de l'impuissance morale. Cependant lorsque, nonobstant la camisolle, la fureur continue, qu'elle est augmentée par l'entourage du malade, la séquestration dans la cellule devient une nécessité, etc.

L'avantage des services des congrégations religieuses a souvent été contesté, dans les soins directs à donner aux Aliénés. L'habit religieux devient un objet de respect pour les Aliénés en général, quand il couvre une charité douce et un zèle intelligent. Pour qu'une congrégation accomplisse tout son bien dans un Asile d'Aliénés, il faut qu'elle ne soit pas constituée d'une manière indépendante, qu'elle obéisse dans son ensemble aux inspirations d'une administration émanant du Gouvernement, il faut qu'elle subordonne aux médecins ceux de ses membres que les règlements généraux lui ont donné comme aides. A ces conditions, l'emploi des sœurs a un avantage réel sur le service des laïques, et je n'hésite pas à le proclamer (1). »

Vous venez d'entendre, par des plumes autorisées, la description et les doctrines d'un Etablissement longtemps cité comme modèle. Permettez, maintenant, à un humble visiteur de vous communiquer le résultat de ses impressions.

Il y a, à Saint-Jacques, 600 Aliénés. L'air, la vue, la lumière — ces conditions capitales de l'hygiène — manquent. L'humidité s'entretient au contact immédiat de la ville. Les malades peuvent converser avec les gens du dehors. Les escaliers en spirales, pareils à ceux des donjons, sont étroits, incommodes et dangereux. Les gardiens ne peuvent apercevoir les malades qu'en se tenant debout sur leurs lits. Les cellules n'ont pas de jour ; elles

(1) *Annales médico-psychologiques*, tome VIII, 1846, pages 394 et suiv. *Passim*.

reçoivent l'air d'un espace laissé libre au plafond et communiquant avec les galeries. Les latrines sont infectes. Les murs sont l'horizon des préaux.

C'est bien là un hôpital.

J'ai trouvé, pourtant, des baignoires qui méritent quelque attention : elles sont de zinc, et offrent, à leur bord supérieur et postérieur une large cuvette propre à soutenir la tête du patient.

J'ai remarqué encore, avec plaisir, un atelier de couture annexe, entièrement distinct des autres, et auxquels il supplée par suite de l'encombrement : c'est une salle étendue, éclairée par de hauts vitrages, et que la simplicité de ses matériaux permettra de transporter sans frais où le voudront les besoins.

Mais, quel plan ! Que d'inconvénients dans ces quartiers à la suite les uns des autres, où la surveillance d'ensemble est à peu près impossible ; dans ces services généraux, communs avec le reste de l'hospice ; dans ce jardin de onze hectares, appartenant à la fois à toute sorte d'infirmes ! Je ne parle pas de la prodigalité d'arceaux, de colonnes, de marches, de corniches, etc.

Ainsi, voilà un monument qui a coûté douze cent mille francs, et qui exigera la moitié autant pour réparer les fautes commises avec la première somme.....

M. le docteur Petit, successeur de M. Foureau de Beauregard qui n'a fait que paraître, sait tous les vices signalés, et il les déplore. Mais je doute qu'il puisse jamais y remédier. La dépense que nécessiterait la réforme serait immense, car il la faudrait radicale. La Loire-Inférieure — trop occupée de son commerce pour songer à ses Aliénés — ne se décidera pas de si tôt à une édification nouvelle. Il ne lui reste qu'à créer une succursale, où seraient transportés les incurables, et qui servirait de *diverticulum* au *Quartier d'hospice*.

PONT-L'ABBÉ PICAUVILLE.

Comment se fait-il que l'aspect affligeant de la Folie, les trésors de charité que partout on lui prodigue, le progrès incomparable accompli dans son étude, les ressources merveilleuses qu'à l'envi déploie son art, n'aient pas touché une belle âme, un cœur d'élite? Comment se fait-il que chaque jour est témoin des libéralités d'un testateur et qu'on n'ait pas encore ouï dire (je parle de la France) qu'un don a été laissé à nos Aliénés, soit pour leur fonder un refuge, soit pour aider sa fondation — à part les legs de nos confrères ?

Les fous sont des gens heureux, dit-on, et l'Etat ou la commune sait pourvoir à leurs besoins. Erreur, préjugé. On cite souvent le moyen-âge, de ce temps de barbarie où le crucifix d'une main, la torche de l'autre, les Torquemada poussaient les Monomaniaques vers les prisons ou sur les bûchers. Soyons justes. Pas de procès de tendance. A qui la faute si le clergé méconnaissait ses devoirs; si, aveuglé dans sa croyance, il prenait le fanatisme pour la religion? Qui donc est chargé d'éclairer le public sur les questions de médecine? Ces horreurs ne se fussent pas commises, si les prêtres et les magistrats avaient eu auprès d'eux des Aliénistes pour dessiller leurs yeux et les désarmer. Et pourtant cette époque, dont je ne suis point l'apologiste, était celle où les grandes dames et les princes, ouvrant toute espèces de toits hospitaliers, auraient pu — dans l'espérance de gagner le ciel ou de mériter sa miséricorde — créer des établissements dignes des nôtres. Pourquoi faut-il que la noble femme, à qui nous devons la seule institution de ce genre, ne puisse pas jouir des bienfaits complets de l'exception? A Mme Feuillie de Riou, née riche selon le monde et plus encore selon Dieu, appartient l'origine de Pont-l'Abbé.

Ce fut en 1837 qu'elle en jeta les bases, de concert avec les Religieuses du Bon-Sauveur, de Caen, qui en reçurent la direction et dont elle prit l'habit.

Maison d'éducation pour la jeunesse, providence pour les infirmes, il vécut ainsi jusqu'en 1852 — qu'il fut détourné de sa destination primitive pour être consacré au traitement des Insensés. L'année suivante, le nombre des malades, qui ne dépassait pas 14, était triplé. Peu à peu la progression augmenta, si bien qu'aujourd'hui il compte plus de 300 des deux sexes.

Picauville est un village du canton de Sainte-Mère-Eglise, arrondissement de Valognes, département de la Manche.

Son Asile, qui domine la vallée de la Douve, est situé dans une plaine, au centre de la presqu'île du Cotentin, sur un terrain légèrement accidenté, exposé à l'orient, à 6 ou 7 kilomètres de la station de Chef-du-Pont, route de Paris à Cherbourg.

Il repose sur un sol d'alluvion dans ses couches inférieures, dans les couches supérieures sur un sol d'argile. Son ensemble représente une ligne de bâtiments, échelonnés par trois groupes du nord au midi : le premier, occupé par la Communauté, les services généraux et le local des élèves; le second par les femmes, l'autre par les hommes. Ce dernier, nouvellement achevé, est le mieux approprié. Il offre des pavillons à trois étages harmoniquement reliés, des dortoirs petits et bien tenus, dotés des perfectionnements justifiés par l'expérience. Au milieu s'élance le clocher d'une grande et jolie chapelle. Des pompes, des eaux courantes, trois salles de bains permettent d'appliquer largement l'hydrothérapie.

Quand donc se déshabituera-t-on des étages superposés, si nuisibles, chez nous, à la paix et à l'ordre? Question d'économie, sans doute On prend sur la hauteur ce qui manque à l'étendue. Je ne l'approuve pas; mais je l'excuse ici, puisque la fondatrice n'avait point en vue l'institution actuelle. Laissons la critique pour ce motif.

A part cela, nous nous plairons à signaler le bon esprit des

Sœurs et l'heureuse influence du docteur Le Gruel, leur médecin. Les moyens de contrainte, dont on abuse si souvent ailleurs, sont rarement employés par lui. Les cellules ne sont presque jamais occupées pendant le jour. Le nombre du personnel de surveillance est convenable. Le travail agricole s'exerce d'une manière satisfaisante. En dehors de l'enceinte, 34 hectares servent à la culture; et, près de là, un moulin fabrique la farine nécessaire à la consommation — ce que nous voudrions retrouver dans tous nos Etablissements. En outre, le régime alimentaire s'exprime par un *facies* général agréable, par la presque nullité des morts par affection intestinale; quoique le prix de journée soit de 1 fr. 10 c. Le chiffre des Malpropres varie entre 15 et 16. N'étaient l'état incomplet des classifications et une trop grande élévation des murs des préaux — inconvénients qui ont probablement déjà cessé— l'Asile du Bon-Sauveur, de Pont-l'Abbé, pourrait être rangé à bon droit parmi ceux qui honorent la spécialité.

Toutefois, n'omettons pas de mentionner les sourdes-muettes, les dames en retraite, les 60 jeunes élèves, même les vieillards qui l'habitent. Sans faire un crime de cumuler les tâches charitables, nous croyons que ce n'est pas sans détriment pour les Aliénés qu'à côté de leur service s'en maintienne un, capable de revendiquer une part de l'attention et d'attirer le reproche de cupidité. Nous regrettons cette apparence d'envahissement, dont on n'incline que trop à accuser les corps religieux. Il importe que les diverses parties qui composent leurs hospices soient homogènes, quant à leur nature et à leur gouvernement; — qu'elles constituent une personnalité se gérant, s'administrant, s'entretenant elle-même. Et voici pourquoi. D'abord, si la Supérieure est unique, elle n'est pas universelle. Ses aptitudes, comme Directrice, n'embrasseront pas également le cercle de ses attributions. De là, des sections privilégiées, des tiraillements, la claudication, le malaise. Ensuite, si la Directrice est substituée, quant à la gestion financière, par une Supérieure générale, celle-ci doit pourvoir à toutes les branches de son

3

département, peut en favoriser quelqu'une, la maison-mère par exemple, au préjudice des colonies ; dans l'ignorance où elle est des besoins particuliers—à moins qu'on ne la suppose une femme de génie, ce qui ne serait que l'exception. Et le revenu, qui eut été sagement ménagé, pour l'amélioration ou le développement de ces colonies, sert à l'embellissement ou à l'agrandissement du chef-lieu de l'Ordre. Le système de la centralisation prête le flanc à de graves abus. Que deviendraient les deniers publics, si les Ministres prenaient la place des Conseillers-généraux, Paris celle de la province ?

Contrôle et hiérarchie, oui ; autocratie, non.

Puissé-je être pardonné de ces réflexions profanes !

PAU.

Une écaille de tortue servit de berceau à Henri IV. Lorsque Jeanne d'Albret le mit au monde, elle chanta, afin de ne point avoir un enfant pleureux et rechigné. Le vieux Henri d'Albret, père de Jeanne, prit l'enfant dans ses bras et le montra à la foule, en s'écriant : « Ma brebis a enfanté un lion. » Puis il le fit frotter d'ail et lui fit boire quelques gouttes de vin de Jurançon, à l'effet de lui former un tempérament robuste. Bel exemple d'éducation royale, que le peuple ne saurait trop imiter. S'il avait toujours été suivi, moins dans sa lettre que dans son esprit, nous ne verrions pas aujourd'hui une génération débile, sinon valétudinaire, prédisposée aux Névroses et aux maladies mentales.

Dans ce pays de l'Adour, dans cette contrée de montagnes, si riche en eaux minérales, on a conservé, du reste, un peu de cette vigueur. Le Béarnais et le Basque sont gens durs à la fatigue, très-sobres dans leur régime, fidèles dans leur croyance. Aussi la Folie y est rare, relativement aux provinces plus fières et plus raffinées, et l'on n'y songea enfin que par imitation.

L'Etablissement d'Aliénés des Basses-Pyrénées fut un des derniers à se ressentir du bouleversement imprimé par Pinel et par Esquirol.

Son histoire comprend trois périodes :

A l'origine, espèce de pandémonium, — contenant des Vagabonds, des Malfaiteurs, des Dartreux, des Insensés, — où, peu de temps après, la Révolution réserva un espace pour l'*emprisonnement des fous*.

De 1834 à 1854, renouvellement successif de cet amas de bicoques, appelées maison de force, et leur démolition par l'énergique influence des docteurs Cazenave et Chambert.

Achèvement de cette rénovation, quelques années plus tard,

par M. Auzouy qui obtint la promesse d'une translation, par suite, si je le puis dire, d'expropriation morale; pour des raisons péremptoires que nous allons indiquer.

L'Asile actuel est un îlot, constitué par deux immenses bâtiments longitudinaux et parallèles, divisés chacun en six segments, formant autant de quartiers et ayant autant de cours. Celui des femmes fait écran à celui des hommes et ne communique avec les corps de logis extérieurs qu'après l'avoir traversé; ce qui enlève à l'un toute perspective, et établit pour le second une gênante servitude. L'entourage des rues attenantes rend incomplet l'isolement des malades — qui se trouvent surexcités par les étages voisins. La ville, dont la population a doublé depuis qu'elle est le rendez-vous de la genterie souffreteuse, grâce à la beauté de sa nature et à la douceur de son climat, gémit de ce contact, attendu que l'extrémité du faubourg est devenu, par le fait, un centre très-recherché. L'église est un oratoire extrêmement ventilé. De l'encombrement partout. De la vue fort peu ou point. Enfin, le travail champêtre, si nécessaire au traitement, est demeuré impossible — dans un enclos trop restreint, où les préaux sont les seuls emplacements cultivables.

Voilà pourquoi, — en dépit d'une destination convenable, d'une exposition salubre, d'une situation prospère, d'agencements supportables, d'un nombre très-réduit de cellules, d'ateliers professionnels assez bien pourvus pour se passer de toute aide du dehors, d'un corps de Religieuses de Saint-Vincent-de-Paul au concours empressé et intelligent, d'un personnel de gardiens dont se loue le Directeur — le Conseil général a décidé, sur ses instances réitérées, qu'on vendrait l'hospice de la place Bosquet pour le construire à nouveau.

Ce qu'il sera, le voici:

Un circuit de 350 mètres de l'est à l'ouest, sur 120 du nord au sud, ainsi composé. Au milieu, d'avant en arrière, les loges du concierge et du jardinier, les habitations du médecin en chef

et de l'aumônier, le bâtiment des services généraux et administratifs, la chapelle. De chaque côté deux H. Sur le jambage
interne de chacune, d'avant en arrière, les Paisibles et les
alités. Sur le jambage externe, dans le même sens, les demi-
Paisibles et les Faibles. Sur le trait d'union, les bains.

Cette H sera couronnée par le pensionnat, escortée en dehors,
de haut en bas, par des cottages, les Agités et Epileptiques.
Deux petits pavillons, à l'angle externe et inférieur de l'ensemble, contiendront soit la buanderie, soit les ateliers. Les
Turbulents, sur la même ligne que les bains, entre la buanderie
et les cottages, seront heureusement placés; pourvu, toutefois,
que ceux-ci soient suffisamment éloignés.

Des galeries relieront le tout.

En disant que le plan figure deux longs parallélogrammes,
nous aurions couru le risque de n'être pas compris.

Son irrégularité géométrique absolue en est un mérite. A
quoi bon la monotonie? Ne vaut-il pas mieux posséder de la
variété et de l'horizon pour tableau — pour clôture des sauts
de loup, et pour limites des jardins? Unité et diversité ont été
les bases du programme, auquel nous applaudissons.

Tel sera l'Asile de Pau, destinée à 500 malades des Basses et
Hautes-Pyrénées, en même temps que des Landes.

La ferme Saint-Luc, sur le terrain de laquelle il s'élève, en
aura été l'instigateur. En effet, il ne s'agit d'abord là que d'une
annexe agricole. Mais, quand on vit les résultats de cette entreprise, le succès réel de cette œuvre; quand on sut que M. Auzouy
faisait monter le revenu à une hauteur profitable; quand on
apprit que les 75,000 francs, coût de son achat, seraient soldés
au moyen des bonis réalisés... l'autorité départementale vint à
désirer la transplantation de l'édifice, dont la vente permettrait
de rembourser une grande partie de l'emprunt.

Et, certainement, elle a bien pensé.

Cette précieuse ferme a été installée le 2 novembre 1860, sous
le vocable du patron des médecins; avec un régisseur — aux
ordres du quel furent placés un jardinier, un valet, un charre-

tier et un infirmier. Le nombre de ses habitants fut progressivement de 5, 12, 22, non compris les escouades ambulantes. L'étendue du domaine, circonscrit à 18 hectares, arrive maintenant à 20, sans parler du potager qui en comprend déjà 4.

Sa distance est de 1,500 mètres. On y arrive par la route impériale de Tarbes, et par un faubourg isolé — l'un et l'autre parsemés de luxuriantes villas. La scène en est admirable. Il regarde, au midi, la chaîne des Pyrénées, et le Hédas à l'onde bleue y serpente.

M. Auzouy préfère la colonie enclavée à la colonie-séparée. Il objecte à celle-ci la difficulté de direction et de surveillance, et apporte à l'appui de son dire des exemples propres à provoquer de sérieuses réflexions. Nos lecteurs les verront avec profit développées dans sa Notice (1). Sa succursale, en relation directe avec lui, a toujours fonctionné sous son impulsion, avec moins de vigueur dans la réglementation du service, mais avec un redoublement de sollicitude. On a toujours choisi soigneusement les malades à transformer en colons, et la vigilance a dû être constamment en éveil pour renvoyer aux quartiers les Aliénés dont l'état mental ou physique exigeait des soins spéciaux.

La période finale sera inaugurée du jour où, selon l'espoir de notre zélé confrère, on verra autour de l'Asile rural se grouper une belle colonie. Et le moment n'est pas loin.

Nous nous associons pleinement à ses espérances, et nous partageons complètement sa manière de voir. La future Institution réunit tous les suffrages : proximité de la ville, isolement relatif, abondance des eaux, orientation convenable, beau site, jolies constructions.

Une remarque et je finis. Les contrées du sud-ouest voient fréquemment sévir la Pellagre. Aussi n'est-il pas rare d'en observer ici quelques cas. Rejetant les idées exclusives, qui

(1) Colonie de Saint-Luc. *Annales méd. psycholog.* 1863, tome II, pages **76 et suiv.**

assignent une commune étimologie à cette affection — attribuée par les uns au verdet du maïs, par d'autres à la Folie, par d'autres à l'ustion solaire, par d'autres à la misère — notre collègue la regarde comme le résultat d'une foule de causes variées et souvent réunies, ayant toutes pour point de départ l'affaiblissement vital : telles sont les privations, une alimentation défectueuse, de mauvaises conditions climatériques parmi lesquelles semble prédominer l'action du soleil. Quoique la terminaison de ce mal soit ordinairement fatale, on a vu quelquefois, à Pau, ses symptômes s'amoindrir sous l'influence d'une bonne hygiène, de l'usage d'un vin généreux, et d'une nourriture tonique — ce qui donne un poids de plus à l'opinion énoncée.

SAINT-VENANT.

D'Arras allez à Stembecque par la voie ferrée, et prenez le chemin communal qui conduit à Saint-Venant.

L'Asile qui porte ce nom est situé à l'extrémité méridionale de la ville, à 50 lieues de Paris, presque en face de la petite route de Béthune. Le sol, sur lequel il est assis, est une terre argileuse, environnée d'eau stagnante. Son exposition principale est au nord-est.

Ancien cloître, bâti en 1670 par Louis XIV, il fut habité d'abord — pendant plusieurs années — par les Religieuses de Bourbourg, ensuite par les *Bons fils* de l'ordre de Saint-François.

A l'origine, on y recevait quelques souffreteux, des fous reclus, des prisonniers séquestrés par lettres de cachet. On voit encore, dans les caves transformées en dépôt de charbon, les cachots où ces malheureux vivaient sous le poids des chaînes.

Destiné à enfermer 350 Aliénés indigents et 30 Pensionnaires, cet Etablissement en contient aujourd'hui bien davantage.

Rien de plus irrégulier que son périmètre. Resserré entre les remparts et la caserne, il forme une espèce de fer à cheval coupé çà et là par des lignes qui donnent à la configuration des bâtiments un aspect anguleux des plus bizarres. La vue est choquée, de prime-abord, et l'on a peine à se reconnaître après l'avoir visité.

La surface comprise par les constructions et par les préaux ne dépasse pas 40 hectares; et, cependant, depuis 1848, on y a fait des travaux d'appropriation! Mais pouvait-on détruire le vice capital qui empêche d'établir toute classification, une des conditions élémentaires du traitement collectif? Sans elle, ni ordre, ni discipline, ni contrôle, ni étude possibles. A l'exception du premier quartier, qui possède un ouvroir distinct, et dans lequel on occupe une centaine de femmes, les autres n'ont pour demeure de jour et de nuit qu'une pièce — servant à la fois de réfectoire, de chauffoir et d'atelier. Ils réunissent, parfois, plusieurs genres de malades, comme celui qui sert aux Idiotes, aux Epileptiques et aux Gâteuses; inconvénient qui doit avoir disparu en partie, grâce à l'addition d'un pavillon. Les cours sont entourées de hautes murailles, privées de ventilation. Les dortoirs des indigents sont encombrés, principalement ceux des Infirmes, qui ont le plus besoin d'air. Cette agglomération se fait sentir notamment chez les Malpropres et Démentes, où le cubage ne donne que 2 mètres 88 centimètres par personne. Aussi remarque-t-on sur ces organismes les traces de la cachexie propre aux détenus, et cette atonie physique et morale qu'un observateur superficiel ne manquerait pas de prendre pour le calme disciplinaire.

L'eau nécessaire à l'hydrothérapie et à la cuisine est fournie par un puits artésien —fontaine jaillissante provenant de nappes souterraines dont l'usage est si répandu en France, et que l'on doit à cette province de l'Artois où ils ont été pratiqués primitivement. Il n'y a qu'une salle de bains, contenant 8 baignoires avec appareils de douches et d'affusions, auxquels il faut ajouter 2 cabinets particuliers. Un jardin contigu, d'une contenance de 30 hectares, permet quelques travaux agricoles. Les femmes cousent, fabriquent de la dentelle, confectionnent des chemises, produisent plus de 8,000 fr.

On compte une surveillante pour 13 malades. Les cellules, à deux étages superposés, sont au nombre de 29.

Les lacunes ou les vices de l'hygiène ont un double retentissement; et l'on en retrouve les conséquences fatales dans le chiffre de Gâteuses, et dans celui des décès. Aussi est-on frappé, en parcourant cette maison, de la physionomie hâve et morne, des faces amaigries et décolorées, de la nonchalance générale qui y règne.

Cet état de choses, contre lequel luttent de concert Médecin et Directeur, réclame une réforme radicale — celle du déplacement. M. Barroux et le docteur Ansard sont des hommes de bien qui tendent, depuis longtemps, leurs bras suppliants vers l'Autorité. On espère qu'ils finiront par obtenir gain de cause.

En 1859, l'Administration avait présenté un projet d'agrandissement; mais par une dépêche du 28 juillet de l'année suivante, le Ministre de l'intérieur a fait savoir qu'il ne pouvait être adopté, et qu'en présence des obstacles matériels — impossibles à vaincre — il n'y avait pas d'autre parti à prendre que celui d'élever extra-muros un édifice nouveau, conforme au plan proposé par M. l'inspecteur Parchappe.

« Remanier de vieux bâtiments, les approprier à de nouvelles destinations, les raccorder ou les harmoniser avec de nouvelles constructions, c'est s'exposer à dépenser des sommes qu'on ne saurait calculer d'avance, c'est répondre imparfaitement aux besoins, c'est le plus souvent dépenser autant pour mal faire que pour bâtir à neuf et avec toute la perfection possible... On s'imagine être économe en donnant peu d'argent à la fois, et une fois qu'on est engagé dans la voie funeste du replâtrage et des raccords, la nécessité commande ensuite des sacrifices qu'on regrette vainement. On grève ainsi le département d'une charge imprévue, on paie, par des réparations annuelles, l'intérêt d'un capital dont on ne profite jamais (1). »

Cette création, commandée par les besoins les plus urgents, unanimement reconnue inévitable, ne paraît pas rencontrer, d'ailleurs, de sérieuses difficultés, si l'on considère que l'Asile de Saint-Venant est dans une situation financière qui l'autorise à l'entreprendre sans demander aucune subvention au Pas-de-Calais.

De la construction et de la direction des Asiles d'Aliénés, par le docteur H. GIRARD. 1848. page 12.

STRASBOURG.

Cette cathédrale, dont le clocher n'est dépassé en hauteur que par la grande pyramide d'Egypte; cette horloge, vrai chef-d'œuvre, indiquant la marche des constellations; le souvenir de Schœffer, émule et associé de Gutenberg, inventeur de l'imprimerie; ce pont, qui rappelle le fleuve le plus majestueux, sinon le plus célèbre de l'Europe, révèlent un pays original et ami des arts.

Tous ses monuments, en effet, jusqu'à son Asile d'Aliénés, l'indiquent. Il se présente sous l'aspect d'un castel à vaste façade, dont les ailes se prolongent sur une immense étendue et se replient postérieurement pour former des angles droits. Deux tourelles, dont on aperçoit les pignons pointus dans l'arrière plan, ajoutent encore au cachet de ce joli édifice; — ancienne commanderie de l'ordre du Saint-Esprit, fondée au XIIIe siècle par Etienne de Woërd comte d'Eguisheim (d'où le nom de *Stephens Feld* champ d'Etienne), et sécularisé à la fin du XVIIIe pour recueillir, soigner, élever les enfants abandonnés. Cette destination fut conservée jusqu'en 1832, époque à laquelle, devançant les prescriptions de la loi, le Conseil général du Bas-Rhin résolut d'y établir une maison homogène — immédiatement appropriée et définitivement ouverte en 1835 (1).

(1) Antérieurement, à Strasbourg, les Aliénés étaient détenus dans un bâtiment détaché de l'hôpital civil, et qui servait en même temps aux salles de clinique de la Faculté. Les Fous importuns étaient claquemurés dans des armoires pouvant tout au plus contenir un homme de moyenne grandeur, sans distinction de sexe. En 1816, la population totale s'élevait à 48 malades, confiés aux soins du docteur Fischer, puis du docteur Schaal.

Montons sur le chemin de fer qui relie la France au royaume
de Bavière, et arrêtons-nous à *Brumat*.

A 12 kilomètres du chef-lieu, à quelques heures de Bade,
dans une plaine riante, bornée à l'ouest par des sapins, à l'est
par la campagne, au nord par de fertiles prairies, au sud par
un rideau de verdure laissant apercevoir la course fulgureuse
des wagons, cet Etablissement est un de ceux qui honorent le
plus la spécialité, autant par sa bonne tenue que par les éléments d'instruction qu'il renferme. C'est un de ceux où l'on a
été le plus loin dans la pratique de ce traitement rationnel que
Pinel, Esquirol, Leuret, ont introduit parmi nous. Il est, en
outre, un exemple d'harmonie entre les chefs de service,
M. Richard et M. Dagonet, deux hommes distingués par leur
caractère et par leur savoir, dont Stéphansfeld pleure toujours
la séparation.

Aujourd'hui sa population est de plus de 600 malades. Son
plan se rapprocherait de celui du carré long. Voici ses distributions :

Les Paisibles et demi-Paisibles habitent un bâtiment, ana-
logue pour les deux sexes, placé entre des jardins ; offrant sous
ses deux faces une galerie couverte, et contenant une salle
d'études à son centre. O vous, qui ne voyez dans le Fou qu'un
extravagant en fureur, ou riant aux éclats, faisant des gestes
ridicules ; entrez dans cette chambre à pupitres et tapissée de
dessins, pour être convaincu de la possibilité de leur imprimer
des efforts d'attention et de mémoire, de régler leur imagination,
et d'assouplir leur volonté pour le bien. Leurs préaux sont
larges et ombragés, leurs lieux d'aisance garantis de la pluie
et du vent ; disposition qui n'est point à dédaigner, pourvu
qu'elle ne favorise pas les senteurs fécales.

Les quartiers d'Agités indigents, identiques dans chaque section, sont constitués par une rangée de sept cellules, par un
corridor servant de salle de réunion, par un jardin clos de murs
et par un préau. Aux plafonds un châssis vitré, protégé par un

treillis de fil de fer, tamise les rayons du jour, éclaire la surveillance, facilite la ventilation. Leurs couchettes, qui imitent le lit de camp scellé au parquet, sont de chêne massif. Au-dessus du corridor est un calorifère à air chaud, qu'alimente une cheminée d'appel.

A la partie orientale, dans chacune des divisions, sont les *Gâteux*, en nombre à peu près égal chez les hommes et chez les femmes, ce qui est singulier; car il y a ordinairement plus des premiers au sein de nos Asiles. La literie de ces Infirmes peut se diviser en quatre genres : tantôt ils couchent sur de la paille, de la balle d'avoine ou de la zostère recouverts d'un drap — tantôt sur trois coussins remplis à l'extrémité de crin, au centre de ces substances — tantôt sur ces mêmes substances sans aucun intermédiaire — tantôt enfin sur un hamac mobile à la tête et aux pieds duquel sont des matelas. Ces systèmes sont tous plus ou moins défectueux, en ce qu'ils entretiennent la mauvaise odeur, ou en ce qu'ils ne procurent pas une suffisante chaleur, ou en ce qu'ils tassent les chairs. M. Dagonet en a inventé un cinquième, qui semble obvier à ces inconvénients. Les malades, sans exception, couchent aujourd'hui comme les gens bien portants, avec cette différence que leur second drap repose sur une alèze caoutchouquée, percée à son centre et munie à l'orifice d'un tuyau également préparé qui conduit les immondices à travers le matelas et la paillasse dans un vase inodore placé au-dessous. On change le drap, on lave l'alèze le matin; et le siège n'est jamais froid, meurtri, gangrené.

Les Epileptiques occupent l'extrême droite du quartier des hommes.

Dans la partie de chaque aile la plus rapprochée du bâtiment central se trouvent les infirmeries, à portée des médecins et des Sœurs.

Les pensionnats consistent en deux corps de logis qui forment les avant-corps de la façade du bâtiment principal. Ils ont chacun un rez-de-chaussée et deux étages et sont reliés entre eux par une galerie couverte, vitrée au premier. Là : salle de billard,

jardin d'hiver, chambres meublées avec goût, tenues avec propreté, parfaitement organisées. Un monticule, qui s'élève du
milieu d'une belle cour, permet à la vue de jouir d'un récréatif
panorama.

En entrant à l'Asile, on aperçoit à droite de la grille le logement du Concierge et le pavillon du Directeur, qui fait pendant,
à gauche, à celui du médecin en chef. Les rez-de-chaussées comprennent les bureaux et les cabinets, les premiers étages les
appartements de ces fonctionnaires.

La cuisine, la lingerie et la pharmacie sont au milieu du bâtiment principal.

Il existe deux salles de bains, à 8 baignoires, l'une dans la
division des femmes, à côté de la buanderie; l'autre dans la
division des hommes, à côté des Epileptiques. La buanderie est
à l'extrémité gauche de la division des femmes; heureux contact
et heureuse alliance qui ménage les frais de service, économise
ceux d'irrigation, et abrége beaucoup de soins.

Des Sœurs de Saint-Vincent-de-Paul, même chez les hommes,
président aux repas; elles n'ont jamais reçu ni menaces, ni
insultes.

Enfin, on a annexé à l'Asile une ferme avec étable, écurie,
porcherie, qui donnent des bénéfices très-clairs; ce qui, joint
au produit de la culture de 5 hectares arables, rapporte chaque
année un boni considérable. Les malades habitués aux travaux
de la campagne ou qui y prennent part, fauchent, labourent,
sarclent, moissonnent. Ceux à qui répugnent ces exercices ont
à leur disposition des livres, des crayons, des plumes, des
jeux qui exercent les membres sans les fatiguer. Des lectures à
haute voix, après souper, à tour de rôle, égaient les soirées
d'hiver.

Stephansfeld est une individualité qui fonctionne depuis plus
de 30 ans d'une manière remarquable, qui tout en payant les
journées de ses pauvres, réalise de beaux bénéfices. Il a été
prévu pour une population bientôt doublée; et il serait à désirer

que le Conseil général pourvût d'une manière plus large à ses différents besoins. L'espace est insuffisant, la nourriture trop comptée ; à l'époque de ma visite, une boulangerie manquait. Certains murs masquent la vue et entravent l'aération; les préaux des hommes tranquilles sont communs aux Epileptiques ; celui des Gâteuses est étroit. Peut-être ces défauts ont-ils été corrigés...

Nous devons constater, du reste, que M. Richard a fait preuve de connaissances administratives profondes. Ses sentiments élevés, ses manières courtoises lui avaient concilié l'estime et l'affection. Il a vécu là 19 ans, au milieu de pensionnaires qu'il aimait et admettait volontiers à son foyer. Il accordait à la religion — comme thérapeutique — une importance considérable ; d'accord, en cela, avec les hommes les plus haut placés dans notre science : Ellis, Roller, Parchappe, Girard de Cailleux, Falret, Castiglioni, Brière de Boismont, Morel, etc.

Il a été enlevé, bien jeune encore, à sa femme, à ses enfants, à la grande famille dont il était le père et au milieu de laquelle il a voulu reposer, à l'exemple du vertueux Conolly. Puissent ses traditions se perpétuer et continuer son œuvre de charité.

Quant à notre collègue, nous nous dispenserons d'en refaire l'éloge. Actif, versé dans l'étude de la Folie, auteur d'un *Traité des maladies mentales,* il a institué un cours que l'on vient suivre de Strasbourg. Ce cours, dont l'ouverture remonte à 1854, est suivi avec assiduité par un certain nombre d'élèves qui profitent d'un vaste champ d'observations, et publient parfois — à la fin du temps scolaire — des thèses intéressantes sur les maux qu'ils ont aidé à guérir. C'est un service rendu à notre génération que d'initier la jeunesse à ces travaux, négligés jusqu'à nos jours par la majorité des médecins. En outre, chaque année, notre confrère publie le compte-rendu des améliorations introduites, des remarques faites, des découvertes acquises, enseignant comment doit être comprise la mission de l'Aliéniste. Grâce à son initiative, Stephansfeld possède un musée anatomique qui s'enrichit de plus en plus. C'est de lui qu'aurait pu dire le poète, le voyant ainsi :

Nil actum credens, quum quid superesset agendum
(LUCAIN.)

Pourrais-je mieux terminer cet article, que par ces paroles judicieuses d'un littérateur distingué : « On est trop disposé à croire que lorsque les portes d'un Asile ou d'une Maison de santé se sont fermées sur un malade, il cesse de faire partie de la société des hommes : la famille l'oublie, les amis parlent de lui comme d'un mort. Et, cependant, il vit encore, le soleil se lève pour lui comme pour nous. Que fait-il de ces heures si lentes, qui ne sont occupées ni par les affaires, ni par les plaisirs? De quoi se compose la vie intérieure d'une maison de fous? C'est un monde renversé; mais c'est encore un monde qui a, comme le nôtre, ses habitudes, ses règles, ses travaux, et même ses amusements. Un tel monde est l'œuvre de l'art (1). »

J'espère que cette notice en fournira une preuve.

(1) *Revue des Deux-Mondes*. 1857. 15 avril, page 792.

RENNES.

Dans le courant du IIIe siècle, sous le règne de Budichaël,—
alors que la Bretagne, plongée dans les ténèbres de la barbarie,
était le sanctuaire du Druidisme,—un homme, un Anglo-Saxon,
connu sous le nom de Meen, résolut d'y entreprendre, en vrai
disciple du Christ, une croisade pacifique. Accompagné d'une
phalange d'apôtres, besace au dos, bourdon en main, il alla
fonder une sorte d'hôtellerie qui devait servir d'étape à ses
pieux missionnaires. Ce toit devint insuffisant. On en éleva un
autre, à près de vingt lieues de là, dans les environs de l'endroit
qui fut la ville de Rennes, et on l'appela petit Meen ou Saint-
Meen de Joué. Le premier fut converti, après bien des années,
c'est-à-dire après la canonisation du saint, en un lieu de péleri-
nage qui subsiste encore et auquel on ajouta un couvent, puis
un séminaire. Le second eut un sort moins beau, mais non
moins utile : ce fut successivement une léproserie, un hôpital de
dartreux, un hospice général, une maison d'Insensés.

Puisque l'occasion se présente, qu'était une léproserie? Un
abri de toute espèce d'infortunes; mais d'abord et principalement de lépreux placés sous le patronage de saint Lazare, ou,
par corruption, de saint Ladre, en commémoration du Lépreux
dont il est parlé dans l'Ecriture. Au Concile de Lyon (mai 583),
l'Evêque et 12 députés firent 6 Canons, dont le dernier ordonna
l'établissement, dans toutes les villes de France, d'un logement
séparé pour les Lépreux — qui devaient être nourris et vêtus
aux frais de l'Eglise. En 1403, les Vénitiens avaient créé un
hôpital dans l'île Sainte-Marie de Nazareth, appartenant aux
Pères Augustins. A Paris, ceux que l'on croyait infectés étaient
envoyés à la maladrerie, faisaient vœu d'obéissance au Prieur
et cédaient, par déclaration, leurs biens meubles et immeubles.

4

Plus tard, les Seigneurs s'approprièrent une partie de ceux-ci, les princes les distribuèrent; et ces institutions vécurent d'aumônes, de quêtes, de legs, de taxes levées sur les habitants au prorata de leurs revenus.

Il en exista jusqu'à 4,000 en France.

La maladie ayant disparu, la léproserie fut abolie. Elle devint dépôt d'Infirmes, ou dépôt de condamnés. Le petit Saint-Meen reçut des individus séquestrés par lettres de cachet. La Révolution, qui détruisait jusqu'aux vestiges de l'ancien régime, rendit la liberté aux détenus, les remplaça par des vieillards et des vagabonds. L'Empire y dirigea quelques Aliénés — ceux qui ne pouvaient être admis dans la maison de force, où ces malheureux logeaient dans des bouges infects. Il y en avait, là, 175 en 1833. Deux ans après, ils y étaient tous.

Il n'y a pas plus de vingt ans, les *Furieux* habitaient de véritables cages, disposées sur toutes leurs faces en claires-voies, à travers les barreaux desquelles on jetait la paille et les aliments.

Jusqu'en 1848 ce fut une triste demeure, disputée par la ville et le département et considérée, par le peuple du pays aussi bien que par le Conseil général, comme le foyer de la peste. En 1859, des réparations commencèrent à l'améliorer. Les docteurs Chambeyron et Belloc avaient préparé les voies à la réforme, MM. Billod et Du Grandlaunay assistèrent aux premières constructions, M. Porret les vit continuer, M. Lemesnant Des Chenais les verra finir.

L'Asile de Rennes, situé à l'extrémité du faubourg de Paris — sur le penchant d'une colline exposée au midi, d'où l'on découvre des prairies délicieuses — occupe, quant à l'assiette de ses bâtiments, une étendue trop restreinte.

C'était un carré fermé, morne, sombre, ressemblant à une geôle ou à une caserne. Les bains, naguères encore, étaient deux pièces malsaines, accolées à la cuisine et aux services généraux : il fallait monter plusieurs marches d'escalier pour y conduire les Agités dont les cellules se trouvaient en contrebas, et les quelles! Les infirmeries des Gâteux et celle des Propres n'étaient séparées que par une large baie servant de passage. L'eau saumâtre des bains était portée à seaux, d'une ancienne carrière changée en citerne. On voyait un tas de salles humides, basses, fétides — des fenêtres garnies de barreaux — des pensionnaires de toute classe confondus — des préaux ceints de murailles dont rien ne tempérait le deuil, et plutôt capables de jeter dans la mélancolie que d'en sortir ceux qu'on y condamne, l'entassement un peu partout, 500 malades occupant l'espace destiné à 300 au plus... Aussi des épidémies de gangrène spontanée et de dyssenterie, causées par insuffisance d'air, y ont-ils exercé de nombreux ravages (1).

Mais, pourquoi s'arrêter sur ces tristes pensées?

Un plan a été proposé au Conseil général de l'Ile-et-Vilaine, dans le but de combler les désidérata et remédier aux vices signalés.

Je vais essayer de le faire saisir.

Au carré central primitif, ajoutez un nombre suffisant de lignes perpendiculaires pour former en tout cinq carrés horizontaux successifs, le dernier plus petit et plus étroit et un peu moins contigu.

Sur la bande horizontale antérieure : les services communs ayant d'un côté les hommes tranquilles, puis les Malpropres; de l'autre la répétition de ces catégories pour les femmes.

Sur la bande horizontale postérieure : la chapelle, qui fera saillie en arrière, et de chaque côté les pensionnaires de première et de deuxième classe, puis les Agités.

Six parallèles verticales partagent ces bandes, de façon à constituer des casiers.

Sur la première parallèle droite : les pensionnaires de troisième classe adossés aux bains et surmontés des infirmeries.

Sur la seconde : les demi-Agités.

Sur la troisième : le Surveillant chef, au milieu des Agités.

Répétition à gauche.

(1) Lisez le compte-rendu de 1862, de M L. Des Chenais.

En avant de l'entrée, en sus, deux petits pavillons seront occupés par la Direction et l'Economat.

Je me borne à cette description sommaire. Enumérer les étages, souvent habités différemment sur leurs faces, introduirait la confusion dans l'esprit. Ce qui importe, surtout, c'est de faire comprendre le système architectonique et la distribution des quartiers. Ainsi : je pourrais dire que l'ouest du bâtiment des services généraux comprend, au rez-de-chaussée, la cuisine et ses dépendances; l'est la pharmacie et ses dépendances; que le premier étage, à l'ouest, comprend le parloir des femmes, la salle de réunion des Sœurs, le cabinet de la Supérieure, le réfectoire des Sœurs; à l'est le parloir des femmes, la salle de garde des Internes, le réfectoire de l'Administration; que dans le bâtiment où sont établis les bains, au nord, se trouvent les Pensionnaires, au bas du sud, des infirmeries et salles d'observation au-dessus. Vous n'y apprendriez rien, qu'à vous perdre dans des détails, et à concevoir ce qu'offrent les Asiles rajeunis, raccordés, ou rapiécés. Dans ces Etablissements, a écrit M. Parchappe, les données imposées aux programmes d'appropriation pour la conservation obligée de constructions anciennes d'une importance plus ou moins grande, ont entaché d'imperfections graves et indélébiles les projets les plus habilement conçus (1).

Reste à se demander si l'argent déboursé ne dépassera pas celui qu'aurait exigé un édifice neuf, bien approprié au genre d'habitants, pouvant se rattacher à un ordre artistique connu.

Quant à moi, je plains fort les médecins qui ont entrepris une pareille tâche; et je crois qu'il ne faudra rien moins que la fièvre administrative, dont on dit atteint notre collègue, pour mener la sienne à bonne fin. Car, en définitive, la superposition des étages entraîne le bruit, le désordre, l'indiscipline — la continuité des bâtiments empêche l'aération complète, et l'indépendance des services — la moitié des préaux, intérieurs,

(1) *Op. citato* page 205.

entourés de hautes murailles, sont privés de vue et de ventilation — l'emplacement de la Direction s'oppose à ce qu'elle
puisse inspecter facilement et se rendre d'un endroit à l'autre
avec promptitude — pour aller aux bains, il faut traverser plusieurs quartiers — le surveillant chef, quoique ayant une tour
hexagone très-élégante, ne doit pas être fort à l'aise entre des
cellules et des Gâteux.

Lorsque tant de personnes mettent la main à une œuvre, il
est rare qu'elle parvienne à l'homogénéité. Sisyphe, raconte la
fable, s'épuisait en traînant sur une montagne un rocher qui, à
peine hissé à la cime, roulait derechef.

C'est l'image des anciens cloîtres ou des vieux hospices, dont
on veut à tout prix faire des Asiles.

Nonobstant, allez voir Saint-Méen. Ses nouveaux dortoirs sont
parfaits, ses nouveaux réfectoires ne laissent rien à désirer, les
nouvelles salles de travail répondent à tous les besoins. Des
ateliers complets, distincts et proches de la section des hommes,
indiquent qu'on marche au progrès. Une série de châlets, au
fond des jardins, permettront de recevoir des pensionnaires
riches, dans de bonnes conditions de prix et de confort.

Vingt-cinq hectares de terre sans clôture occupent les Aliénés
à l'Agriculture, et contiennent tout ce qu'il faut pour nourrir
une colonie : boulangerie, boucherie, étables, réservoir d'eau,
pressoirs à cidre. (Le vin ne se boit qu'une fois l'an et dans des
petits verres.) Puis, çà et là, des vaches mignonnes tachetées
noir et blanc — de magnifiques poules cochinchinoises — des
porcs anglais si dodus qu'on ne leur voit que les oreilles — des
moutons du Berry à la laine soyeuse, jusques à des chèvres,
égaient un tableau de prés et de taillis que ceint une rivière.

Je ne doute pas que M. Lemesnant des Chenais ne vienne à
bout de sa tâche ingrate. C'est un homme instruit, zélé, persé-
vérant.

Labor improbus omnia vincit.

Déjà l'eau de la Vilaine lui arrive, son système de vidanges fonctionne, le désencombrement va s'opérer, le pays se familiarise avec les malades; et le Conseil général consent, depuis trois ans, à les visiter.

—∘∘:∘:∘∘—

LILLE (LOMMELET).

L'Ordre de *Saint-Jean-de-Dieu* est une congrégation d'hospitaliers, appelés en Espagne *Frailes de la hospitalidad*, et en
Italie *Fate ben Fratelli*.

Son fondateur naquit à Montemayor el Novo, petite ville du
Portugal, le 8 mars 1495, de parents gênés et de basse extrac-
tion. Un prêtre inconnu ayant logé chez eux, le persuada de le
suivre en Castille où il l'abandonna. Tour à tour berger, men-
diant, soldat, manœuvre, économe, il finit, à Grenade, par être
touché d'un sermon du célèbre d'Avila. Pris d'un enthousiasme
plus qu'extraordinaire, il écouta les conseils de ce prédicateur,
et se mit à voyager, dans le but de *continuer les traditions de
l'ancien ordre de la Charité*. Puis, en 1540, il ouvrit dans cette
ville, avec le fruit de son travail et de ses quêtes, une maison
de secours pour les indigents, fondement de son Institut, à laquelle il sut intéresser de hauts personnages. L'évêque de Tui
fit passer l'usage de remplacer son surnom de famille *Ciudad*,
par celui de *Dieu*, que l'on ajouta à son nom de baptême.

Vingt-deux ans après sa mort, c'est-à-dire en 1572, le pape
Pie V octroya à ses Religieux la règle de Saint-Augustin, avec la
mission de soigner les pauvres et les malades. La reine Marie de
Médicis les appela en France en 1601, et leur céda, dans le faubourg Saint-Germain, à Paris, une place où ils construisirent un
hôpital conservé jusqu'à nos jours, et où ils instituèrent un traitement de la colique de plomb demeuré dans le codex. L'année
suivante, Henri IV leur permit de s'établir dans toutes les villes
de province où ils seraient demandés. *Mais ce ne fut qu'à la fin
du XVIII*e *siècle qu'ils s'occupèrent spécialement des Fous.*

Chassés par la Révolution, ils reparurent avec l'Empire, ayant
à leur tête le père de Magallon, qui créa divers hospices

d'Aliénés; parmi lesquels se trouva celui d'un hameau de la commune de *Marquette*, placé maintenant sous le vocable de l'Immaculée-Conception.

Ah! pourquoi n'avons-nous pas, dans tous nos Asiles, un corps de ces auxiliaires, écoutant les leçons de l'expérience, prêts à marcher avec nous, mettant sous leurs pieds la défiance et le faux amour-propre, en un mot, de véritables descendants de ceux qui avaient pour devise : « Heureux qui, à l'heure de la mort, sera créancier de Jésus-Christ. »

Je me disais cela en voyant ce dont ils sont capables; lorsqu'ils veulent montrer qu'ils ne manquent ni d'intelligence, ni d'activité (1). Déplorant les difficultés de recrutement et d'entretien de notre personnel de surveillants, je souhaitais qu'il nous fût permis d'obtenir pour nos Etablissements une Communauté imbue des principes de la science moderne, exclusivement consacrée à ses intérêts, en tant que sœur de la philanthropie chrétienne.

Lille est une grande cité, mais rien n'y attire que ses filatures. Je ne tenais à voir que le docteur Joire, ancien médecin de Lommelet, bien connu comme aliéniste. Après avoir quitté la belle rue Royale, je passai le pont levis de la porte Saint-André, je pris à droite la route sinueuse d'Ipres que traversent le railway et le canal de la haute Deule, et j'arrivai au village où se trouve, sur la gauche, un monument de briques rouges presque copié sur *Quatre-Mares*.

La lettre H en offre assez bien l'idée. Mais la continuité de ses bâtiments, la lourdeur de ses constructions, l'élévation de ses murs, et sa rectitude mathématique lui impriment un aspect par trop nosocomial.

Sur la ligne médiane, d'avant en arrière : l'entrée, le pensionnat, la chapelle, les bains. Sur une ligne latérale : les logements

---

(1) Comme les biographes ne sont pas d'accord sur les dates relatives à Saint-Jean-de-Dieu, consultez le *Dictionnaire* de MORERI. 1732. Tomes II t IV.

des classes inférieures. Sur l'autre, dans le même sens : le prolongement du pensionnat, les infirmeries, un rez-de-chaussée
de dortoirs. Le quartier des Turbulents se compose de 80 chambres cellulaires à trois étages.

L'on conçoit, de prime-abord, les vices de ce plan : les services se commandent, les préaux manquent de perspectives ;
et le calme, indispensable aux Agités, devient impossible, si le
bruit répercuté réciproquement par des chambres contiguës ne
les surexcite pas. J'espère que les partisans de l'abolition des
loges ne se plaindront pas ; ils sont dépassés ! Enfin, la salle de
bains, unique, sans subdivision, est aussi incomplète qu'insuf-
fisante ; puis les escaliers sont raides et étroits.

Lommelet est un Asile mixte, qui reçoit des Aliénés de trois
départements, en vertu de traités. Il possède, autour, 23 hectares qui servent à la culture. Sa population s'élève à 620
hommes. Huit frères veilleurs sont chargés de la ronde de nuit,
un par dortoir ; mais ce qu'il y a de singulier, c'est que les
infirmeries s'en privent. Le nombre des Epileptiques est de 46,
celui des Gâteux de 100 : chiffre qui s'explique sans doute
par la minorité des travaux champêtres ; — car ils sont entourés
de soins et reposent, le jour, dans des fauteuils rembourrés de
crin, à cuir de Russie, fort dispendieux.

Partout l'air et la lumière pénètrent abondamment, les rez-
de-chaussées sont dallés en mosaïques de briques, tous les étages
parquetés.

Une buanderie à berceaux, mue par la vapeur, sert au blan-
chiment du linge. Les lieux d'aisance sont munis de courroie,
sur laquelle s'appuie le dos du malade ; moyen ingénieux de le
forcer à s'asseoir sur le siége, et à en maintenir la propreté.

Jusque là rien de merveilleux, les visiteurs se regardent —
surpris de ne rien découvrir qui soit digne d'attention. Mais ils
descendent dans certains détails, et la scène change.

Vous voyez des pères sans cesse occupés de leurs enfants,
pour leur procurer ce qui les distrait et les soulage. Aucune

peine ne leur coûte. Ils vont, viennent, changent, dépensent; jusqu'à ce qu'ils aient rencontré ce qu'ils cherchaient.

Chez eux est l'image de la famille. A part la liberté, dont l'usage doit être restreint, on jouit là de toutes les facilités sociales.

Les pauvres travaillent à l'instar des villes. Un atelier de 40 tailleurs, où fonctionne une machine à coudre et à tricoter, indique les coutumes industrielles du pays. Les plus laborieux sont inscrits sur un tableau d'honneur, sans cesse sous leurs yeux, et récompensés selon leur mérite. Le dimanche, ils se réunissent pour se récréer à des jeux de toute nature que l'on met à leur disposition, entre autres à des exercices de musique; car une joyeuse fanfare égaie les promenades du dehors et quelques solennités.

Les riches, encore mieux partagés, ont des salons de compagnie et une jolie bibliothèque où ils peuvent lire, feuilleter des albums, regarder des gravures, faire une partie d'échecs, de billard, etc.

Ce n'est pas tout.

Dans une immense pièce, tranquille et élevée, se trouve... Devinez quoi!

Une salle de spectacle.

Chez des Religieux?

Parfaitement. Je suis monté sur l'estrade, j'ai examiné les décors, touché les costumes. Je n'ai point été jouet d'une illusion d'optique. Trois ou quatre fois l'an, pensionnaires et autres se livrent au divertissement de la comédie, composée pour la circonstance par les plus lettrés : et les principales autorités assistent à la représentation. Oh! je sais qu'Esquirol blâmait ces amusements. Mais, quelque respect que j'aie pour sa mémoire, je m'inscris contre sa protestation. Les jeunes gens ne sont pas impressionnés d'une façon fâcheuse par les vaudevilles de collége, les dames par les Nouvelles de société. Il s'agit seulement de bien choisir le morceau, d'en élaguer ce qui serait susceptible d'allusion blessante, et de confier les rôles à des sujets auxquels ils conviennent. C'est ce que me disait M. l'Econome, avec l'amabilité qui le caractérise, et la complaisance qu'il met à accompagner les étrangers. Quand on a la conscience pure, et qu'on a foi en son œuvre, on ne la cache pas. Méfiez-vous de ces maisons qui refusent de se montrer, ou craignent le grand jour.

Un regret me reste, celui de n'avoir pu entrer en relation avec le médecin, le docteur Vanwerts, non plus qu'avec le Supérieur, homme distingué et instruit, qui possède même, dit-on, des connaissances spéciales.

LEYME.

« Je voudrais que nos hospices fussent bâtis dans des forêts sacrées, dans des lieux solitaires et escarpés, comme à la Grande-Chartreuse, etc. L'aspect des campagnes riantes produit le plus grand effet sur les sentiments et sur l'imagination. Rien n'est plus inconvenant que d'établir au milieu des villes, ou à côté d'autres hôpitaux, ces Asiles du malheur : la pudeur de la raison devrait toujours chercher à voiler ses écarts, etc. Le régime des fous veut une localité qui se prête au silence (1). »

Si vivait l'éminent aliéniste qui a tracé ces lignes, il tressaillerait d'aise, car il pourrait assister à la réalisation de sa pensée. Il aurait vu naître, grandir, se développer cette institution, objet de ses rêves, dans un site élevé, presque sauvage, loin des habitations, et infiniment propice aux âmes contemplatives. Il serait difficile de trouver une retraite plus paisible, plus indépendante, et plus pittoresque. La route même qui y conduit respire cette poésie mâle et remplie de contrastes, dont abonde notre nature accidentée du Midi. Là, c'est Capedenac fièrement campée sur la crête d'une montagne, encore toute crénelée de ruines, et au bas de laquelle serpente la rivière du Lot. Plus loin, c'est Figeac, au pied d'une colline que baigne le Cellé, qui doit son origine à une abbaye fondée sous la première race et a donné le jour au physiologiste Vernhial. Ici, c'est Assier, avec ses fraîches perspectives, ses pans de roche écossais, son château-fort en lambeaux, ses châtellenies converties en fermes, son église aux frises sculptées et pleine de souvenirs archéologiques.

Entre ce petit pays et la Capelle-Marival, où l'on rencontre à

(1) FODERÉ. *Traité du Délire.* 1817. Tome II. Pages 215-16.

chaque pas des troupeaux de mules et de taureaux rouges, à la fin d'une descente qui contourne en spirale un bois de chênes, de hêtres, de bouleaux et de châtaigniers, est le lieu qu'on appelle *Leyme*.

Bizarre coïncidence! Ce mot signifie esprit dans le patois de la contrée, et c'est à une tête folle qu'est due la chose. Il est bien permis de désigner ainsi un Religieux (retiré d'ailleurs de son Ordre) qui considérait les Fous comme des possédés, les traitait à coup de verges, les attachait par des chaînes à des stalles d'écuries, et n'a cessé d'injurier ou de nous anathématiser. Tissot avait acheté, en 1835, un ancien monastère de Bernardines, mollement couché dans un vallon qu'arrosent deux ruisseaux, et qui devait être le noyau de l'Asile véritable.

L'exorcisme comme agent thérapeutique, les quêtes à domicile comme moyen d'existence, furent ses ressources principales. Je n'ai pas besoin de vous dire comment il épuisa rapidement ses efforts plus courageux que réfléchis, ses ressources et son crédit, et comment la maison passa aux mains des propriétaires actuels (1).

Leyme, isolé du chef-lieu de canton de 9 kilomètres, n'ayant pour voisins qu'une église, un presbytère, une école, des hameaux épars — et à près d'une lieue de distance — a un aspect agréable, un cachet seigneurial par son entrée, ses tourelles et sa façade.

Le sol est du schiste micacé.

On a conservé une partie des vieux bâtiments, et groupé autour deux lignes de constructions qui, une fois achevées, dessineront une H allongée. Un pensionnat très-complet figure sur le plan général. Les logements d'administration, des officiers, des employés, sont à faire. Le service des eaux est assuré par plusieurs sources : elles sont philtrées et distribuées par des conduits aux sections. Deux docteurs, unis par les liens d'une

---

(1) BONNEFOUS. Notice sur l'Asile médico-agricole de Leyme. 1863. Voyez les *Annales médico-psychologiques* de cette année.

mutuelle estime et d'une affection sincère, président à la direction du service médical avec désintéressement : MM. Murat et
Bonnefous.

Un jardin de 2 hectares, situé au sud, fournit aux besoins
potagers. Dire qu'on y voyait autrefois des louveteaux, c'est
expliquer la peine qu'a exigée le défrichement du marécage.

C'est qu'en effet l'agriculture est le côté le plus saisissant de
de cette colonie. Là, presque tous les Aliénés travaillent et jouissent d'une liberté très-étendue. Quel que soit leur genre,
latitude leur est laissée de s'occuper ou de se reposer, de se
confiner ou de se mêler à la foule. On rencontre des Agités avec
des Tranquilles, des tièdes avec des zélés, des Turbulents avec
des Semi-Paisibles. La seule recommandation donnée aux gardiens est relative aux constitutions chétives, qu'ils doivent pré-
munir contre leur propre ardeur. Quelques-uns restent oisifs,
le plus habituellement. D'autres sont laborieux ou paresseux
par boutades. Le plus petit nombre se promène dans la maison
et ses dépendances, exhalant au grand air l'exubérance de leur
activité ou de leurs conceptions délirantes. D'où il suit que
l'hospice ne sert que comme agent de coërcition, ou d'abri pour
les mauvais jours. Un espace de 160 hectares, sur lequel sont
disséminés des Insensés, semble offrir bien des inconvénients
par rapport aux évasions; mais la variété, le nombre, l'agrément
des occupations aident à la discipline, et la nature a pris soin de
les clôre par une ceinture de hautes et inégales cimes. Les
fuites sont exceptionnelles, autant que les suicides et les atten-
tats à la pudeur — malgré le mélange des sexes. Et non seulement ces malheureux sont employés à l'agriculture, mais à
toutes les professions : les uns sont bouchers, d'autres bou-
langers, qui serruriers, qui menuisiers, qui cordonniers, etc.
Les commissions au bureau de tabac, aux laiteries, à la foire,
sont réservées aux plus sages. Qu'ils soient dehors ou dans les
promenoirs, lorsque vient l'heure du repas, du coucher, de la
prière, tout le monde arrive au son de la cloche aussi réguliè-
rement que dans la Communauté la plus sévère.

L'on mange à son gré, selon l'appétit ou la disposition. Ceux qui ont une prescription alimentaire spéciale sont servis à part. Le costume est uniforme.

La plupart de ces renseignements ont été puisés dans la Notice que je vous ai signalée et que je vous engage à consulter. Il m'eût été impossible d'en contrôler l'authenticité. Mais quand on a affaire à un directeur tel que M. Cabriniat, l'ex-maire de Figeac, aussi aimé dans son ermitage que regretté dans sa Commune — à des collègues tels que ceux à qui est confié le gouvernement médical de ce séjour unique — à des Sœurs du Calvaire, aussi bonnes, aussi actives, aussi intelligentes qu'on est en droit de le désirer; il est difficile de révoquer en doute leur réalité.

L'Aliéné est plus doux, lorsqu'il est plus libre et mêlé davantage avec le reste des hommes. L'homme sain d'esprit ne craint pas l'Aliéné, et s'en éloigne moins lorsqu'il a l'habitude plus grande de le fréquenter. Telle est la doctrine fondamentale du traitement appliqué à Leyme, que j'emprunte à M. Bonnefous; et qui résumera, mieux que je ne l'eusse fait, le caractère et la pensée de ce savant praticien.

J'admets sans conteste ses assertions comme ses principes. Je le vois d'ici, parcourant cette immense campagne pour vérifier la conduite des fous et des surveillants, écouter leurs plaintes, s'informer de leurs maux, encourager leurs efforts.

Ils sont, là, plus de 400.

Je suis forcé de crier au miracle, à la multiplication des pas et des heures. Car, en leur accordant à chacun deux minutes, on n'aura le temps ni de prendre ses repas, ni un instant de repos. Si le traitement moral indiqué par Leuret « l'emploi raisonné de tous les moyens qui agissent directement sur l'intelligences et sur les passions » devient impossible dans l'Asile clos qui abrite le même chiffre de population, sera-t-il réalisable dans l'Asile médico-agricole?

En conscience, le dévouement de notre confrère n'excède-t-il pas ses forces, et ne lui produit-il pas l'effet d'un mirage trompeur?

On me répondra, peut-être:

Nous agissons sur l'entendement, la sensibilité, la volonté, par l'ordre, la discipline, la propreté, l'obéissance, l'imitation, le travail, la régularité de l'existence et du régime collectif.

Je répliquerai, avec le docteur Lisle, — qui a traité habilement cette question dans sa lettre dédiée à M. Girard de Cailleux — que je ne reconnais dans cela que de l'hygiène morale, une bonne préparation aux véritables remèdes. Car, si l'Aliéné résiste à ces incitations, s'il reste sourd aux avis, s'il refuse à entrer dans la vie commune, s'il ne trouve pas en lui assez d'énergie pour reconquérir l'empire de ses organes, que ferez-vous? L'abandonnerez-vous à lui-même, et attendrez-vous que la puissance médicatrice amène une crise salutaire? Rarement, au plus quelquefois. Esquirol conseille, dans ce cas, de provoquer des secousses morales, d'inspirer une passion dérivative, de substituer une crainte à une autre, de briser le spasme, de rectifier l'éducation, de modifier le caractère, etc., etc. Or, comment atteindre ce but, si ce n'est en voyant, à l'exemple d'Hippocrate, autant de maladies que de malades; en s'adressant à chacun d'eux en particulier, ou du moins de ceux qui présentent des chances de guérison. Pour que la cure de l'aliénation soit sérieuse, il faut qu'elle soit individuelle. Les désordres de l'esprit sont si variés et si bizarres, que le médecin doit toujours s'attendre à l'imprévu, ce qui réclame de sa part une observation continuelle.

Dans nos Etablissements, il y a beaucoup d'incurables; « mais parmi ces incurables, n'en est-il pas qui sont devenus tels, seulement parce qu'on ne leur donne aucun soin? » (LEURET. *Traitement moral*. 1840. Page 184.)

Il va sans dire que par ce mot notre illustre maître entendait les *soins personnels* dont nous venons de parler.

Ces réflexions s'appliquent du reste au système entier de

Gheel, dont nous ne sommes point partisan, et que Leyme se vante d'égaler.

Gheel ne peut supporter la concurrence; parce que les médecins de Léyme sont des esprits sages, dont la pratique est meilleure que la théorie.

NIORT.

Cette ville, des plus anciennes et des plus vilaines, remarquable par la beauté de ses arbres et de ses ânes, est située sur la pente de deux collines aux bords de la Sèvre-Niortaise. On y arrive par plusieurs routes : celle de Larochelle, de Poitiers de Napoléon-Vendée.

L'hôpital, enclavé dans un des faubourgs et qui est un de ses monuments, possède, à l'un de ses côtés, ce qu'on nomme la *Providence*. Ce *quartier d'hospice*, après des améliorations opérées avec l'aide de divers médecins et le bon vouloir de la municipalité, s'est organisé d'une manière complète sous l'inspiration de M. Parchappe, qui en a fourni les plans. Ce fut en 1849 que sa création se décida. La possession ancienne de la section des Aliénés par l'administration Communale et les avantages économiques attachés à la proximité des services généraux, la déterminèrent : chapelle, aumônerie, lingerie, buanderie, boulangerie, pharmacie, cuisine, pouvant être utilisées sans dépense additionnelle. Cette mesure explique comment, avec 522,000 francs, y compris l'argent du terrain, l'hôpital a construit l'établissement actuel destiné à 350 malades des deux sexes: chiffre dépassé.

L'ensemble se compose de bâtiments continus, formant deux carrés adossés, avec préaux en dehors, que la ligne horizontale postérieure dépasse. Elle renferme, de dehors en dedans, les Agités, les Epileptiques, les Gâteux.

La ligne horizontale antérieure renferme : les pensionnats, les quartiers d'enfants et de vieillards.

Une perpendiculaire centrale, qui les divise, comprend d'avant en arrière l'Administration et les services communs.

Parallèlement à cette perpendiculaire, de chaque côté, les malades tranquilles et en traitement.

Des corridors intérieurs permettent de parcourir la maison à pied sec et à couvert, et de pénétrer ainsi dans les différents quartiers. Disposition qui, malgré ses avantages, a le grave inconvénient de constituer une enceinte fermée privée de vue et de ventilation.

Quant au Médecin, il est logé dans la partie centrale et supérieure.

Deux grandes salles de bains, contenant 5 baignoires, sont consacrées aux malades du régime ordinaire. On en a construit une troisième dans la section des Agités.

Les quartiers ne sont pas populeux, mais le mélange des Épileptiques avec les Infirmes et les Bruyants est regrettable. Les dortoirs semblent encombrés.

Cependant, le principe des petits appartements domine, et l'on sait que nous l'approuvons grandement. Le bon ordre, la discipline, la surveillance, l'hygiène gagnent à la dissémination. Moins une catégorie est nombreuse, plus facilement elle est soignée.

Le régime alimentaire est sain.

Un pécule uniforme de 6 centimes pour les hommes et de 5 centimes pour les femmes est attribué aux travailleurs — sans compter le tabac, gratuitement fourni à ceux chez qui l'habitude est devenue un droit.

Est-ce un bien, est-ce un mal?

Les dangers qu'entraîne l'usage de la nicotiane sont de deux sortes : l'un physiologique, l'autre disciplinaire. La nicotine, base de cette substance, est un principe narcotico-acre qui irrite le cerveau et le ramollit par l'impulsion excessive qu'elle détermine dans le sang. En outre, la fumée des feuilles de la plante exige l'emploi du feu — instrument terrible entre les mains d'un fou qui, par mégarde, étourderie, vengeance, peut incendier une ferme ou son toit. Et quelle punition infliger à l'homme privé de son libre arbitre, que trouvent irresponsable les tribunaux? Je ne suis point partisan de ce genre de plaisir; et je crois qu'il ne faut que le tolérer, lorsqu'on n'a pas pu l'empêcher.

La surveillance s'exerce dans d'excellentes conditions, étant confiée à 13 Frères, 9 infirmiers, 8 Sœurs et 14 infirmières; ce qui donne une proportion de 1 pour 8.

Les lieux d'aisance — continus aux bâtiments, dont ils ne sont séparés que par un corridor — exhalent la puanteur, lorsque les vents soufflent dans la direction de l'une des divisions. Mais ils ont probablement subi, déjà, les modifications nécessaires.

« Les latrines accessibles à un grand nombre d'individus, dit Esquirol, répandent toujours une odeur très-désagréable, particulièrement si ces individus sont aliénés. Ces malheureux, peu soigneux et peu propres, contribuent au mauvais état de propreté des siéges d'aisance, *et il n'y a que l'isolement absolu de toute construction habitée, qu'un grand courant d'air, qui soient efficaces contre ces graves inconvénients des latrines, lorsque, je le répète, elles sont fréquentées par un grand nombre d'individus.* Les fosses inodores et mobiles, les siéges que l'on peut facilement laver à grande eau, même à l'aide d'ingénieux moyens indépendants de la volonté des personnes qui entrent dans les latrines et qui en sortent, ne sont d'une application véritablement utile que dans les maisons particulières ou dans les établissements soumis à une discipline très-sévère (1). »

Cette opinion d'un prince de la médecine mentale a été reproduite par Ferrus et par M. Girard de Cailleux, son élève (2); avec cette réserve que l'on parvient, aujourd'hui, à maintenir dans un état parfait de propreté les siéges des lieux d'aisance, grâce à une stricte et fréquente inspection.

En définitive : l'Asile de Niort, tout en s'opposant au déve-

(1) *Histoire et statistique de Charenton.* 1835. Page 60

(2) *De la construction et de la direction des Asiles d'Aliénés.* 1848. Page 84.

loppement agricole, tout en entravant la vue et l'aération, tout en ayant des obstacles à un classement complet, par son annexion à l'hospice, par son emplacement dans le faubourg — possède une somme d'éléments qui permettent de le ranger parmi nos bons Etablissements; si l'on ajoute surtout qu'il est dirigé par des hommes de bien, amis du progrès.

MAYENNE.

Berceau de la Chouannerie, lieu de naissance d'Ambroise Paré, origine de la Tisseranderie française, le département de la Mayenne offre d'onduleuses plaines d'arbres fruitiers, des jardins peuplés d'abeilles, et des landes en jachère où pâturent en abondance de magnifiques bestiaux.

Que vous arriviez à la Sous-Préfecture par Evron ou par Laval, les sites sont pleins de contraste; entr'autres ceux de la Milesse, au doux et gai paysage.

Après 25 kilomètres, que parcourt peut-être aujourd'hui l'embranchement ferré, vous aboutissez à un bas fond où coule une rivière, sur les bords de laquelle se groupe une petite ville divisée en haute et en basse par accident de terrain. Ce qu'on appelle la *Roche Gandon* est l'*Asile*, qui s'aperçoit dans le faubourg Saint-Martin, sur le sommet d'un chemin paisible, bordé de peupliers.

Propriété particulière, il y a 40 ans, on le convertit alors en une maison d'Aliénés, derrière laquelle, 15 ans plus tard, et non sans hésitations (qui eussent dû être éternelles), on construisit l'Hôtel-Dieu. Sur le roc, comme son étymologie l'indique, bien exposé à l'orient, jouissant à l'ouest d'une vue pittoresque, élevé par rapport au reste du pays et des tourmentes du sol, cet Etablissement a un cachet dont on ne se douterait jamais de prime-abord. La variété de ses aspects surprend. C'est d'abord une façade où l'on descend comme dans une arêne, puis des quartiers qui dominent la campagne et dont les préaux s'échelonnent en pente douce de l'intérieur au dehors; enfin un clos culminant d'où l'œil s'étend sur une forêt de toits et de clochers, sur l'onde argentée de la Mayenne, et sur de riches côteaux.

N'était l'enfoncement du bâtiment principal, l'ensemble serait harmonieux sans cesser d'être original. Cette configuration du sol et le travail agricole forment les deux traits saillants de l'Institution.

Le plan — qui repose sur le système des pavillons continus — dessine deux Z confondus à leur base, ou deux L renversées, unis par une longue transversale. Ces lettres représentent deux divisions, une pour chaque sexe. Supposons donc les deux L, qui rendent peut-être l'image plus sensible et plus précise. Le jambage supérieur constitue la section des Agités et celle des Épileptiques ; le jambage vertical, équerrant avec lui, constituera les sections des Malpropres et des Tranquilles. Le trait d'union inférieur figurera le pensionnat de chaque côté des services généraux et administratifs — sur le prolongement de l'axe duquel seraient les bains et la chapelle.

Comme tous les hôpitaux de cette nature, Larochegandon possède son histoire. Il a eu ses vicissitudes, ses heures de défaillance, ses ennemis et ses luttes. Son médecin pourrait vous dire qu'au début de sa direction, les malades n'avaient ni tasse pour boire, ni bas pour se chausser, ni vestiaire pour s'habiller, etc., etc. S'il eût été là plus tôt, les matériaux auraient été sans doute mieux distribués ; car la porte d'entrée est en tufeau et celle des communs en granit ; les escaliers sont étroits, très-sonores ; tandis que les préaux ont de larges perrons jumeaux de pierre de taille — sans compter les grilles et le fer, qui n'ont pas été ménagés.

La continuité des pavillons porte avec elle des inconvénients auxquels Larochegandon n'a pas échappé. Tel celui de la proximité des Pensionnaires, des Indigents, et des Employés. Tel l'éloignement des services généraux des services particuliers. Il résulte de cette disposition que beaucoup de quartiers se commandent, et doublent les difficultés de l'inspection. Par contre : les Bruyants sont fort bien situés. Il eût été difficile, sinon impossible, de trouver mieux pour les relier à l'ensemble en les tenant à distance. Les Épileptiques, leurs plus proches voisins, sont également bien placés, parce que, sujets à des accès d'agitation brusque, ils peuvent être rapidement transportés au milieu des Turbulents, sans occasionner le moindre trouble ni le moindre froissement. Du reste, ceci n'est point le fait du régime actuel.

Il est des hommes modestes, simples, aimant le bien pour lui-même, ne cherchant d'autre satisfaction que celles de la conscience, supportant en silence les traverses et les déboires comme des maux inhérents à notre espèce, et sachant se créer une existence paisible — parce qu'ils mettent leur ambition ailleurs que dans les applaudissements de leurs semblables. M. Arnozan est du nombre. Il n'a eu qu'un tort, celui de ne pas avoir fait connaître ses travaux, dont l'exemple eût profité à l'art qu'il exerce. Avec un prix de journée des moins élevés (83 centimes) et les produits de l'exploitation rurale, il a su assez bien gérer ses finances pour acheter 450 lits de fer, une machine à vapeur, un séchoir à air chaud, et une ferme de près de 10,000 francs !

Cette ferme — qui, il est vrai, se trouve en dehors de la maison et de l'autre côté de la route de Paris à Laval — ressemble à deux petits chalets entourés de 8 hectares de terrain d'un seul tènement, rapportant 4,500 francs de bénéfice net.

Notre collègue vous montrera là des étables entretenus avec un soin admirable et un troupeau de bêtes à exciter l'envie d'un agronome. Il vous fera voir ses vaches Cotentines à cornes repliées, la souplesse de peau des Mansels, l'abdomen ventru de ses Durham, et ses beaux porcs New-Leicester qui représentent l'art de convertir un animal en une boule de graisse. Aussi vous ne vous étonnerez pas d'apprendre qu'il a contribué à fonder une vraie société d'agriculture, institué des leçons gratuites de physique, remporté plusieurs médailles aux concours régionaux... Qu'on vienne nous dire ensuite que les médecins n'entendent rien aux affaires !

J'avais oublié de parler de ces petits pavillons qui font pendant à celui du Directeur, et qu'on aperçoit à gauche de la route : les communs. L'un d'eux, le plus éloigné, contient au rez-de-chaussée un grenier et un moulin à vapeur, correspondant avec le premier étage où se trouve le blutoir. Dans un compartiment voisin sont la buanderie et la boulangerie communiquant, au moyen d'un chemin de ronde, avec l'Etablissement.

Tout cela indique, vous le voyez, qu'on est rompu à la pratique administrative.

Il y aurait peut-être bien à dire sur la partie médicale proprement dite — le nombre des camisoles et des chaises percées, je suppose, pour une population de 260 malades ; — mais à l'heure qu'il est, ce qui laissait à désirer a été corrigé certainement.

Parlerai-je du personnel ?

Les Sœurs d'Evron se font aimer partout où elles vont, partout je les ai vues vivre en bonne harmonie avec leurs chefs ; ce qui honore l'esprit de la Communauté, indiquant l'intelligence et l'élévation d'idées.

Les surveillants sont disciplinés. Leur major a 500 francs d'appointements, outre les avantages en nature. Voilà, au moins, une manière de rétribuer les gens et d'être sûr d'avoir de bons mercenaires.

Lorsqu'en 1855 M. Arnozan entra en fonctions, il n'était que Préposé. Mais, depuis le 1er janvier 1856, il tient complètement les rênes de son administration, et celle-ci n'y a pas perdu. Je ne conçois guères, je l'avoue, ces attributions mixtes qui placent certains de nos confrères dans un état de demi-indépendance et de demi-responsabilité, plus ou moins éclairée par l'entêtement et l'ignorance des Commissions.

C'est une des chevilles de la spécialité. Aujourd'hui que cette branche de la bienfaisance publique s'organise, espérons qu'elle comprendra bientôt dans sa réformation l'extinction de ce genre bâtard.

ARMENTIÈRES.

Pour peu qu'on ait visité nos Manicomes, on s'est aperçu que les trois quarts ne sont arrivés à être ce qu'ils sont qu'après une foule de vicissitudes, de tâtonnements et de recherches. La plupart, dans le principe, furent des couvents transformés par la Révolution en prisons, dont l'Empire fit des dépôts de mendicité, que la Restauration convertit en hôpitaux généraux, qui devinrent des hospices sous le règne de Louis-Philippe, et constituent aujourd'hui ce qu'on appelle les Asiles.

On en cite quelques-uns qui, à leur origine, étaient des fiefs ou de simples domaines selon les coutumes; mais celles qui naquirent avec leur destination actuelle doivent être rangées parmi les exceptions, et parmi ces exceptions il faut placer Armentières.

La ville de ce nom, chef-lieu de canton de l'arrondissement de Lille, possède environ 8,000 âmes. Elle est située à 60 lieues de Paris, sur la rive droite de la Lys. A l'extrémité méridionale, sur la route de Dunkerque, est son Asile, bâti sur un sol fertile, au niveau des plaines environnantes.

Créé en 1612 par les frères Bonfils, de l'Ordre de Saint-François, pour y recevoir des Aliénés, il subit les épreuves de la Terreur qui chassa les Religieux.

En 1802, il fut, avec celui de Lille qui leur appartenait autrefois, le seul hôpital où l'on renfermât les fous, alors disséminés dans cinq maisons de force.

Devenu propriété nationale, il fut confié en 1815 à l'hospice civil, qui le géra jusqu'au 1er juillet 1840, époque à laquelle il fut organisé conformément à la loi du 30 juin 1838 et l'ordonnance du 18 décembre 1839. C'est sous sa nouvelle administration qu'il a pris les développements qui en font, aujourd'hui, un des Établissements de ce genre les plus importants de France. Il figure parmi ceux dont l'existence réglementaire remonte à une date antérieure à la loi du 22 messidor an II, et qui ne sont à proprement parler, ni départementaux ni communaux. Il jouit d'une vie propre et indépendante.

Exposé principalement au sud-est, il repose sur un terrain argileux, recouvert d'une couche d'humus. L'effectif de la population s'élève à 650 personnes, tant du Nord que de la Seine, de la Somme, de Seine-et-Marne, y compris les pensionnaires de divers pays et le personnel des servantes; chiffre qui peut être dépassé, d'après les mesures récentes.

Si l'on veut avoir une idée approximative de la configuration architecturale du monument, il faut se représenter un carré fermé, plus ou moins parfait. L'entrée, à l'ouest, offre une série de pavillons séparés par trois cours continues, ayant à sa droite les services généraux, à sa gauche les bureaux et logements des chefs. Nous ne mentionnerons pas une quatrième partie qui fait suite aux services généraux — pour éviter à l'esprit une fâcheuse confusion.

La façade orientale se compose d'une ligne de bâtiments dont une section est occupée par le Pensionnat, l'autre par une catégorie d'indigents.

Le côté sud comprend une autre ligne de bâtiments hospitaliers, contenant trois quartiers avec préaux correspondants qui s'ouvrent sur la campagne.

Le côté septentrional donne sur une rue de la ville, qui permet d'avoir des fenêtres au midi.

Il résulte de ces dispositions, que les cours ne manquent ni de vue ni de ventilation. Les préaux sont plantés d'arbres, garnis de bancs, pourvus de latrines portatives. L'eau de puits et celle d'une petite rivière, qui entoure le jardin potager, abreuvent convenablement.

L'Asile s'étend sur une superficie de près de 5 hectares; mais les bâtiments et leurs accessoires en prennent les deux cinquièmes. Pour remédier à cette pénurie, il a acheté — sur le territoire, et à moins de 500 mètres — une exploitation rurale de 28 hectares d'un seul tènement, où les indigents trouvent un travail salutaire; travail varié, que, chaque matin, le médecin désigne avec les noms de ceux qui s'y livreront : preuve d'ordre digne d'exemple. Car l'espèce d'occupation n'est pas indifférente pour l'Aliéné, qui a besoin tantôt d'être contenu, tantôt d'être stimulé.

Il existe 28 cellules de l'ancien système; c'est-à-dire superposées, barreaudés, verrouillées, avec lits de bois fixés à la muraille. Mais elles disparaissent, pour être remplacées par d'autres conformes aux progrès de la science.

Les *Gâteux* sont dans la proportion de 1 sur 25. Les folies paralytiques sont très-communes dans les centres manufacturiers, et l'on n'ignore point que les filatures sont la principale industrie de ce pays. En parcourant les tables mortuaires, l'on est frappé de la prédominance excessive des décès par maladies thoraciques, parmi lesquelles au premier rang est la phthisie pulmonaire. Après celle-ci, la diarrhée, si elle n'est pas *ex œquo*. Ce qui confirme une fois de plus la loi de l'influence combinée du milieu ambiant et du régime alimentaire sur les organismes débilités. En effet, l'Asile est placé dans une plaine humide, et la nourriture n'est pas assez animale, parce que la viande est rare, sans doute, dans la contrée.

Quoique ne pouvant pas être cité comme modèle, d'ailleurs, l'Asile d'Armentières offre un ensemble de conditions hygiéniques qui s'améliore de jour en jour. Les malades y sont l'objet d'une sollicitude constante; et le médecin en chef, M. Butin, joignant ses efforts à ceux du Directeur, apporte à ce service un dévoûment et des aptitudes qu'on ne saurait trop applaudir ni trop imiter.

NANCY.

« Cent fois sur le métier remettez votre ouvrage. »
Telle a paru être la devise de cet Etablissement. Il y a près de trois siècles que ses fondations ont été jetées ; et, pendant ce laps de temps, on n'a cessé de le changer, de le rebatir, de le modifier, d'y ajouter, d'y retrancher — si bien qu'aujourd'hui il ne reste des anciennes constructions que la chapelle.

Son origine remonte au 4 avril 1597, où il apparait comme *hôpital de pestiférés*, doté de 30,000 livres par testament d'Anne Feriel, veuve d'Antoine Go, seigneur de Movian-sur-Moselle. Le duc Léopold, en 1714, en fit une *renfermerie de fous et de mauvais sujets* avec casemates — plus tard une *manufacture* qui échoua, malgré diverses tentatives, et dans laquelle furent introduits en outre des Epileptiques.

En 1749, le roi Stanislas, qui couvrait la Lorraine de sa bien-faisance, y appela les Frères de la doctrine chrétienne, et y organisa *un Charenton* propre à recevoir des aliénés, des pri-sonniers, un Institut de belles-lettres, qui dura 42 ans, sous le nom de *Maison royale*. On vit alors des Religieux métamorphosés en geôliers, et des hospices en bastilles. Le 4 ventôse an II un incendie le dévora, à l'exception de l'église, et n'y laissa qu'une dizaine d'insensés abandonnés pour ainsi dire. La loi du 23 mes-sidor an II réunit ses propriétés au domaine de l'Etat. Une grande partie de ses terres furent vendues, et le ministre de la guerre y créa une *ambulance* temporaire, en réservant à une vingtaine de pensionnaires la faculté d'y demeurer. Mais, vendé-miaire an V amena la *reconstitution de l'hôpital*. Une portion des biens fut restituée, et on l'indemnisa de ceux qui lui avaient été enlevés. Ce ne fut que le 1er vendémiaire an XII (1802) que les Aliénés de la Meurthe commencèrent à y être admis exclusi-

vement. Jusqu'au 31 décembre 1817, il vécut dans ces conditions, recevant de 23 départements. En 1818 le Préfet, concluant
un traité avec les Sœurs de Saint-Charles, convertit l'administration légale en *entreprise privée*. Enfin la loi de 1838 et l'ordonnance de 1839 régularisèrent la position d'une manière définitive;
il devint *départemental*.

C'était en 1842. S'ouvrit une ère nouvelle.
Le vieux claustral subit d'importantes modifications. Dix ans
après, un plan d'ensemble s'effectua, à l'aide d'une dépense de
500,000 francs. Quelques années ensuite, 268,000 francs étaient
consacrés à la division des femmes; on avait construit une buanderie, une basse-cour, une entrée, une salle de Gâteuses, deux
infirmeries, des canaux ou galeries d'égoût, et tout cela avec
les ressources purement individuelles. Les loges fortes, où une
foule de malheureux végétaient entassés, pêle-mêle, soumis à
une sorte de dégénérescence crétineuse, avaient été renversées.
Or, vous savez ce qu'elles étaient? Des caves, des huilières,
faites de madriés scellés au sol et au plafond, à travers les
espaces desquels on passait la nourriture aux Furieux.
Quant aux appartements des Malpropres, la lecture de ces
lignes en donnera l'idée; elles ont été burinées par un témoin
oculaire. « Tout ce que le passé nous a légué de plus triste en
fait de classement, tout ce que l'imagination peut se représenter
de plus sombre en fait de prison, tout ce que la science médicale
peut nous montrer de plus insalubre, de plus opposé au traitement moral et physique des Aliénés, se trouve réuni dans ces
deux sections... Un des chauffoirs, où 36 malades étaient
renfermés, ne contenait pas 30 mètres cubes d'air. Et quel
air (1)!... Le reste de l'hygiène fut longtemps sur le même pied.
« La vue de nos Aliénés ne peut qu'inspirer aux visiteurs
étrangers la pitié la plus profonde. Couverts de haillons dispa-
rates, ils ont à peine de quoi couvrir leur nudité. Pendant l'hiver,

(1) Morel : *Rapport médical de* 1848.

le linge qui les couvre est le plus souvent humide, et soulève
l'odorat le moins délicat (1).

L'Asile de Maréville, à 5 kilomètres de Nancy, est sis au
pied d'un côteau, dans la commune de Laxou, au sud-est, à
l'abri du nord, sur un sol très-accidenté. Il se présente sous la
forme d'une masse de bâtiments, irrégulièrement groupés et
d'inégale hauteur. Un bois l'environne, un clocheton le domine.
Sa situation topographique le mettait en dehors des systèmes
architectoniques. Nous renonçons à décrire cette espèce de
labyrinthe.

Bornons-nous à signaler les principales réformes : des ateliers,
la boulangerie, le four, les parloirs, et un pensionnat où l'on
jouit de toutes les distractions compatibles avec la santé, quoique
l'aération laissât peut-être à désirer quant à l'égalité des couches
de chaleur. Une exploitation horticole de 6 hectares a été
annexée à l'Etablissement et a permis l'abattoir.

Souvenir offert aux Bonfils, premiers médecins de cette
demeure hospitalière, — à Archambault qui nous a laissé une
intéressante description de la peste noire de Lorraine et a eu
l'initiative du déblayement — à MM. Renaudin et Morel qui ont
imprimé là des traces ineffaçables de leur passage, nous fixerons
notre attention sur trois points propres à en fournir la caracté-
ristique : les cellules, la population, l'unité de service.
— Plus d'emprisonnement se sont écriés à l'envi nos deux émi-
nents confrères. Et les cabanons sont rasés. On ne se servira plus
de ce moyen d'isolement, on a proscrit à jamais ce secours
thérapeutique. Transportant ici l'expérience que j'avais tentée à
Fains, écrit M. Renaudin, j'ai pu, sans inconvénient et je puis
même dire au grand avantage de la discipline intérieure, *démolir
toutes les loges* et faire disparaître de l'habitation toutes ces
dispositions exceptionnelles qui conviennent peut-être à une
prison, mais ne sauraient trouver leur place ici (2).

(1) MOREL. *Des Gâteux dans un asile d'Aliénés.* Ann. méd. psych. 1850.
(2) *Asile de Maréville.* Notice. 1855, Page 21.

Voilà, pourtant, où conduisent l'ardeur et l'absolutisme.

Je doute que ces Messieurs, animés d'un bon esprit, persistent dans cette voie. Conolly lui-même, le glorificateur du no-restreint, est surpassé. Ils assujétissent les Agités sur leurs lits, les Turbulents sur leurs siéges, à moins qu'ils ne les amassent dans des quartiers spéciaux. Ainsi : on met sous les yeux d'un malade bruyant, en proie au délire, d'autres malades bruyants en délire, et l'on croira parvenir à calmer la sensibilité surexcitée, à faire rentrer dans l'ordre les facultés troublées de l'intelligence. Le bruit, les rixes, les disputes, l'aspect de l'extravagance ne contribueront point à augmenter l'Affection, à raviver ses agacements.

Agesis, hæc non insanit satis suâ sponte, instiga!

(TÉRENCE.)

Présume-t-on qu'il soit alors possible d'observer, d'étudier avec sang-froid, l'attention et la réflexion indispensables pour exercer un traitement moral direct ou indirect? Présume-t-on qu'il est permis de confondre dans un préau commun l'adulte obscène avec l'adolescent virginal; ou de placer dans ce même lieu le malade atteint de folie simple, avec celui qui se trouve en même temps Epileptique?

Une phrase, une seule phrase du Mémoire de M. Renaudin — surtout économiste — nous expliquera mieux que tout commentaire l'immolation cellulaire « cette habitation d'un malade coûte au moins 3,000 francs, tandis que pour la vie commune c'est une dépense de 800 à 1,000 francs (1). »

Il n'est plus, paix à ses cendres; car à ce sujet, il est mort dans l'impénitence finale. Ne pensons plus qu'aux talents qu'il a montrés, et aux bienfaits qu'il a rendus.

Mais M. Mórel, son collègue, qui n'est pas né en Lorraine, est revenu de ses errements. Il a été assez sage pour les recon-

(1) Notice citée. Page citée. Au bas.

naître en ces mots : « J'ai pu, dans un Asile, céder à une inspiration administrative malheureuse et irrationnelle, en prêtant la main à la destruction absolue des cellules existantes; je confesse que j'étais dans l'erreur. Il est des Aliénés criards, tapageurs, insociables; il en est qui sont trop fortement agités, pour coucher avec d'autres dans les mêmes dortoirs. Aussi, dans l'expérience dont je parle, la destruction des cellules a-t-elle coïncidé avec un redoublement de cris et d'agitation dans certains dortoirs, et avec un déploiement plus grand de moyens coërcitifs pour maintenir les turbulents dans leurs lits (1). »

Né de la réforme commencée en France par Pinel, en Italie par Chiarugi, par Tucke en Angleterre, le système du non-restreint n'est, à nos yeux, qu'une louable exagération, qu'un honorable entraînement. Il résulte de cette tendance de l'esprit humain à tomber dans les extrêmes, et qui l'a fait comparer par Montaigne à un homme ivre à cheval (2). Ces paroles de M. Billod vident cette partie du débat.

Nous ne devons pas douter du zèle de nos confrères. Mais on ne doit exiger ce qui excède les forces, ou les met dans l'impuissance de se prouver. Maréville a plus de 1,200 malades. Or, une seule tête ne peut diriger semblable agglomération, embrasser toutes les parties du service, connaître intimement son personnel, administrer encore les deniers. Un seul homme (et je n'en admets pas plusieurs) est incapable, quelque bien secondé qu'il soit, d'examiner, sonder, approfondir l'état de chaque malade, prescrire les médicaments, exercer une action morale — variable selon les individus. En outre : il n'est pas humain, il n'est pas convenable que des pays éloignés — tels que les Ardennes, l'Aube, la Haute-Saône — arrachent, même avec la rapidité des communications actuelles, de pauvres parents à leurs familles pour les exiler dans la Meurthe en les

(1) *Le Non-restreint.* 1860. Pages 51 et 52.
(2) *Annales méd.-psycholog.* Rapport bibliogr. 1856. Page 449.

6

soustrayant aux relations affectueuses directes, en brisant peu
à peu les liens de la nature qui se relâchent par l'absence, en
enlevant même aux gens de l'art la ressource si précieuse de
ces relations à temps opportun.

Esquirol, Foderé, Ferrus, Parchappe, Girard, Gualandi,
Jacobi, Conolly, Castiglioni sont d'avis qu'un manicôme ne doit
pas contenir plus de 400 Aliénés, à moins qu'on ne lui attache
une annexe. On l'a si bien compris dans les Vosges, qu'une
décision du Conseil général vient de provoquer le placement de
ses Aliénés chez des fermiers nourrisseurs : mesure détestable,
qui vouera ces malheureux à l'incurabilité, les livrera aux mauvais traitements, et produira mille dangers. Car, que fera le
médecin inspecteur au milieu de ces cottages épars, de cette
colonie bâtarde, dépourvue d'auxiliaires éclairés, dans l'impos-
sibilité absolue d'appliquer avec quelque certitude aucune
méthode? Une digression à ce propos. Je lisais dernièrement une
brochure de M. Pain, médecin-adjoint de Clermont-sur-Oise,
bien pensée sous plus d'un rapport, mais où se trouve ce passage : « La statistique générale des Aliénés établit que, dans les
petits Asiles, la proportion des guérisons est inférieure à celle
qu'atteignent les Asiles populeux (1). » Je ne puis laisser passer
cette erreur. Il ressort, au contraire, des chiffres officiels que
c'est généralement dans les Etablissements les moins importants,
et qui renferment le nombre le moins considérable de malades,
qu'on a obtenu le plus de guérisons; tandis que le chiffre de
celles-ci a diminué à mesure que la population était plus élevée.
Et si je voulais adresser à notre confrère un argument *ad homi-
nem*, je lui dirais que de 1832 à 1839, Clermont-sur-Oise, qui
comptait 456 malades traités, en avait renvoyé guéris 106, proportion 1 sur 4,45 — tandis qu'en 1853, il n'y a eu que 83 sorties
de cette nature sur 1,463 malades traités, proportion 1 sur 17,60.
Qu'on parcoure à ce sujet la *Troisième série des Lettres sur la*

(1) *Des divers modes de l'assistance publique appliquée aux Aliénés.*
1865. Page 11.

folie. (Paris. 1861. Pages 23-24) du docteur Lisle, et la *Deuxième
série de la Statistique de la France* (tome III, partie 2e), pour se
convaincre entièrement. L'entassement nosocomial est préjudi-
ciable sous tous les rapports : administratif, médical, hygiénique.
Je prends pour témoin l'ophthalmie endémique qui règne, depuis
de longues années, à Maréville, et dont M. Henry Bonnet a
publié la description (1), pour ajouter à celle des précédentes
épidémies de diarrhée et de gangrène...

Que des contrées limitrophes construisent des Asiles, que la
moitié des habitants de celui-ci y soient envoyés, ou qu'une
succursale lui soit adjointe, et qu'une main unique prenne les
rênes du gouvernement : voilà la manière de parer aux inconvénients, je pourrais me servir d'un autre terme, que je viens
de signaler ; il n'y en a pas d'autres.

Nous tenons pour périlleuse la conduite d'une population
excessive par un Fonctionnaire ; que sera-ce si, comme là, elle
est dirigée par trois ? Je comprends la division entière des pou-
voirs. Les médecins font leurs visites, sans s'inquiéter du Directeur ; et le Directeur s'occupe de sa gestion, sans s'inquiéter
des médecins. C'est mal, mais c'est net. Mais lorsque le Directeur
est en même temps médecin, pourra-t-il s'empêcher de s'im-
miscer dans les attributions médicales, ne fût-ce que par habitude ; à moins qu'il ne soit doué d'un tempérament exceptionnel.
On me répondra qu'étant instruit sur la matière, il sera plus
compétent pour juger avec ses collègues. Il importe, avant toute
chose, que le Médecin en chef reste le maître de son service,
et que lui seul ait l'initiative des demandes à formuler dans son
intérêt.

Ceci nous mène droit à la grande et grave question des mé-
decins-directeurs. Suivant moi, leur institution réunit des avantages incontestables, en imprimant à la marche du règlement
un ensemble nécessaire, en permettant d'appliquer le vrai

(1) *Rapport médical.* 1863. Page 56.

traitement moral. Les détails administratifs les plus insignifiants en apparence, en effet, l'organisation des trousseaux, la tenue de la maison, la propreté des malades, la distribution du travail, la discipline des Employés, les changements de quartier, les correspondances verbales ou manuscrites, etc., doivent être considérés comme agents thérapeutiques, par celui-là seul qui a en main l'autorité. La moitié de la médecine et de ses remèdes sont puisés à une double source économique et sociale. On ne peut faire un pas sans toucher à son domaine.

Il importe, conséquemment, dans l'intérêt des études, des recherches, des clients, des familles, que le Médecin soit investi d'un pouvoir complet et indépendant. Et il ne l'exercera, ne possédera cette liberté qu'à l'aide d'un gouvernement monarchique — qui nomme et révoque les Préposés, communique avec l'Administration supérieure, dont le sort de chacun dépend.

Hors de là, point de tranquillité absolue, d'harmonie, de force, de succès. Des malaises continuels, des tiraillements réciproques, des collisions regrettables, des exemples toujours fâcheux — dont Maréville, plus qu'un autre, n'a pas été exempté.

LE PUY.

« Que dira-t-on de ces Asiles cloîtrés, dont il m'a été donné de voir un triste spécimen? Là, point de ces contrées gracieuses dont l'aspect suffit à lui seul à consoler tout d'abord l'infortuné que la maladie y conduit, et à prédisposer favorablement les personnes que leurs fonctions ou leur spécialité y attirent. Des bâtiments d'apparence austère, agglomérés sans goût sur un étroit espace, dans les quatre ou cinq étages desquels on entasse les Aliénés, des murs élevés comme ceux d'une forteresse ou d'une prison, un accès des plus difficiles; telle est la perspective qu'offre au visiteur un de ces Asiles où je me suis présenté naguère. C'est en vain que le voyageur, s'appuyant sur son titre de médecin spécialiste et d'administrateur d'un Asile public, insisterait pour être admis à le visiter. Si, après une heure d'attente au dehors, exposé aux intempéries de l'atmosphère, il parvient à pénétrer par une poterne dans un réduit grillé qualifié de parloir, il n'aura pour interlocuteur que des fantômes; c'est-à-dire des femmes voilées et presque muettes, dont la bouche ne s'ouvrira que pour formuler un refus à peine poli. Quant à s'enquérir du malade et des caractères de sa maladie, un pareil souci paraît superflu. Pourvu que le placement soit régulier, on n'en veut pas savoir davantage. Si je ne l'avais moi-même expérimenté, je n'aurais pu croire qu'en France, au XIX° siècle, il fût interdit à un Médecin d'Aliénés, amenant un de ses pensionnaires dans une maison de ce genre, de voir par lui-même le dortoir ou la cellule destinés à son infortuné client; et que, se retirant le cœur serré, il en serait réduit à monter au sommet d'une montagne voisine pour se faire une idée des lieux d'où une sévère claustration l'aurait impitoyablement repoussé. Voilà les murs qui doivent accabler ceux qu'ils enferment! Quels sont donc les mystères que ces maisons (s'il en existe d'autres semblables) veulent dissimuler (1)? »

Ce récit n'a rien d'exagéré. De ceux à qui pareille déconvenue est arrivée, je pourrai dire avec le poète :

« Je l'ai vu, dis-je vu, de mes propres yeux vu. »

Ancienne chartreuse, l'Asile de Montredon, — propriété des Sœurs de l'Assomption, desservie par des Frères du même ordre, —est situé sur la route de Saint-Etienne au Puy, à 3 kilomètres environ de cette ville, contre une montagne rocheuse, dans une plaine élevée.

Ses malades, au nombre de 300 des deux sexes, n'ont de vue que celle que leur permettent des espèces de meurtrières pratiquées dans les murs des préaux. Toutes ses croisées sont fortement barreaudées.

L'habitation du Médecin en chef, le docteur Badoz, homme de mérite, est sise au bas du clos — 250 mètres environ de la Communauté.

Je me suis dédommagé de cette malheureuse excursion, par un voyage délicieux, où les plus fraîches perspectives se marient aux plus sauvages beautés. Le département de la Haute-Loire se recommande à vous, si vous êtes tant soit peu amant de la nature.

(1) AUZOUY. *Des Fermes-Asiles. Annales médico-psychologiques.* 1864. XXII° année. 420-1.

LILLE.

Vous êtes à la gare. Tournez le dos au contrôle. Regardez en face, et un peu à droite. Voyez-vous cette grande maison noire, qui ressemble à une caserne ou à une fabrique ? C'est l'ancienne propriété des Frères charitains Bons Fils, ayant un air de famille avec Bedlam ou Saint-Luc (de Londres).

Il n'est peut-être pas un Etablissement, en France, où il y ait eu plus de difficultés à vaincre et où on ait plus fait, depuis longtemps ; comme le témoigne le rapport de 1829, de M. Lestiboudois. « L'espace manque, écrivait-il, et les constructions sont en désaccord avec les besoins du service. On n'a pu que tourner les obstacles, que suppléer aux mauvaises divisions par une surveillance et une activité incessantes, par une volonté ferme et présente partout. » Situé au milieu de la ville, la plus populeuse et la plus industrielle du Nord, entouré de maisons particulières qui l'étreignent, le dominent, et l'empêchent de s'étendre, ses cours sont étroites, pavées, assombries par l'élévation des murs et des bâtiments. Quoi qu'on fasse, il ne sera jamais propre à remplir sa destination, disait M. Batelle à son tour, en 1844, dans un Mémoire remarquable sur un voyage d'Angleterre. Tous les efforts de l'autorité tendent à le transporter en dehors pour le placer dans les conditions voulues, afin qu'il ait en abondance de l'eau, de l'air, de l'espace, du soleil.

En 1847, il n'était pas rare de voir les malades, pendant leur agitation, renfermées dans leurs cabanons, y passer la période de l'accès ; soit qu'on les y retînt ; soit qu'elles ne voulussent pas en sortir. Les moins bruyantes se contentaient d'injurier les personnes qui passaient dans les corridors ; elles ne se couchaient pas, et, tout échevelées, se tenaient enveloppées d'une

couverture, blotties dans un coin. Souvent elles étaient une
semaine sans prendre de nourriture, qui leur était tendue à
travers les barreaux. Et la Servante ou la Religieuse ne pouvait
qu'avec précaution les débarrasser de leurs ordures, agglutinées
à la paille de la couchette. Plusieurs avaient déchiré, la nuit, le
manchon dont on les avait revêtues, et se vautraient nues dans
la paille, tendant des mains suppliantes par les fenêtres de leurs
geôles. Ces scènes avaient un théâtre digne d'elles. C'étaient
les cellules qui se trouvaient à tous les étages et jusques dans
les soubassements, où elles avaient un aspect horrible et navrant.

Le nombre des camisoles était porté à plus du double, sur
une population qui comptait un dixième en moins. On se figure
difficilement, aujourd'hui, comment on pouvait venir à bout de
la corvée que nécessitaient ces mélanges de détritus, d'excré-
ments, de haillons, et de corps humains.

Un autre vice existait : la confusion des services. Des femmes
de divers quartiers rôdaient dans les couloirs, brisaient les
vitres, jetaient le désordre. C'est que plus d'une qui, dans la
journée, se tenait dans une division tranquille, venait le soir se
retremper en quelque sorte dans le vacarme, pour n'en point
perdre l'habitude. Le plancher des loges du haut était pourri par
l'urine ; à l'étage, le sol asphaltique en était tellement pénétré,
qu'il repandait une odeur d'ammoniac insupportable. Partout
des cloisons ferraillées, d'énormes verroux, des barreaux de
fer, d'affreuses planches fixes pour lits.

Les Malpropres occupaient les combles, dont les parquets,
sans cesse frottés et mouillés, exigeaient de continuelles réparations.

La charpente était minée par l'humidité.

Il y avait, à un certain premier, une pièce nommée *place aux
corsets*, où végétaient, assises à côté de leurs couchettes, sur
des fauteuils percés, les plus misérables, les paralytiques, les
aveugles, les criardes... lieu d'exil... une infirmerie sans infir-
mière !

Des cabinets d'aisance, situés dans les bâtiments, exhalaient une permanente puanteur.

La section des Agitées n'était pas mieux garantie contre le tapage et la turbulence. A leur appartement aboutissait l'escalier de toutes les divisions non-paisibles, comprenant 150 malades. Dans leur cour était la pompe utilisée pour les nettoyages. Les allées et venues nécessaires pour l'entretien des dortoirs, le lavage de la zostère, les prises d'eau, etc., ne laissaient pas un moment de repos à ces malheureuses.

Les Indigentes ne buvaient de la bière que trois fois par semaine; une tisane de tilleul la remplaçait aux autres repas, précisément les jours maigres où la nourriture, moins stimulante, fournit plus de peine à l'estomac.

Trouble et gaspillage dans les distributions de la lingerie. On apportait à chaque quartier un paquet de vêtements, et chacune puisait à son gré; l'une accaparant plusieurs jupons et n'ayant pas de chemise, l'autre ayant plusieurs chemises et pas une paire de bas.

Point de pharmacie. Il fallait, pour préparer la moindre potion, courir avec poids et balance, de coin en coin, de corridor en corridor.

La cour principale, à sol raboteux et sillonné, favorisait les trébuchements et la stagnation pluviale. Des cages d'escalier, à barres grossièrement disposées, achevaient le tableau.

La Révolution de 1848, qui entrava généralement les entreprises de province, imprima à l'Asile de Lille un élan vif et vigoureux.

Il était dirigé par deux hommes, doués d'énergie et de savoir, M. Gosselet et M. Lherbon de Lussat.

Le premier, médecin, philosophe, philanthrope, économiste, bon dans ses procédés, affectueux dans ses manières, ferme dans son administration, aliéniste dans l'âme, fut aidé par le second, directeur consciencieux, et par la Supérieure des Sœurs, femme dont le dévoûment égale l'intelligence.

Il commença par réduire le nombre des cellules. Puis, il rendit aux malades une sobre liberté. Puis, le chiffre des Gâteuses fut ramené à d'honnêtes proportions, une infirmerie convenable créée; des ateliers furent organisés, la salle des corsets disparut; les convalescents formèrent une catégorie, une pharmacie fonctionna, les repas et les exercices religieux eurent un réglement.

Je vous engage, du reste, à parcourir l'excellente Notice qu'à publiée ce regrettable confrère, dont la mort a été un deuil pour toute la spécialité. Vous y remarquerez ce passage, entre autres : « Sous le titre de filatures et tissus, se trouvent accumulées 40 admissions, le huitième encore de notre total. (Il s'agit de la statistique des professions.) Il y a là, en effet, des souffrances permanentes ; il y a une industrie qui s'agite au milieu des commotions de la hausse et de la baisse, c'est la filature dans son ensemble; puis à côté une industrie qui se meurt dans l'ombre, dans l'épuisement, dans l'indigence, c'est la dentelle : 19 dentelières qui viennent en 5 ans trouver place parmi les folles. Et cependant, que de calme apparent dans ce travail ! Il se fait près du foyer domestique, un carreau sur les genoux, quelques fuseaux légers, quelques épingles, un mouvement uniforme des doigts qui s'agitent mécaniquement, par habitude contractée dès l'enfance. Mais combien lent est le résultat! Comme les aiguilles sur la pendule, il faut les observer longtemps et fixer un point de repère, pour saisir la progression du travail. Aussi, sous cette immobilité apparente et superficielle, sous cette chansonnette nazillarde trouverait-on souvent bien des soucis, bien des inquiétudes. Car si le grand nombre tient à se parer de dentelles, il tient encore plus à ne pas les payer cher; et l'ouvrière, malgré l'assiduité de son labeur, ne peut vivre, si elle n'a pas acquis une habileté rare dans son genre, etc, etc. Passons-nous à la cohorte des femmes de peine, journalières, domestiques, ménagères, nous sommes effrayés du total qu'elle pré-

sente, 121, près du tiers de nos arrivantes (1). » De là, con-
cluerons-nous, avec l'auteur, les déceptions, la tristesse, le
chagrin, le découragement, l'affaiblissement moral et corporel,
la multiplicité des délires causés par ces différentes espèces de
métiers, ayant tous pour source la misère.

Ces lignes étaient à peine écrites, qu'un projet d'Asile départemental fut agréé par le Conseil général, approuvé par le
ministère, et bientôt mis à exécution.

Mais ce ne fut que dix ans après, qu'on put y transporter les
malades, sans qu'il fût entièrement réalisé.

Le vieil établissement, estimé 500,000 francs, a été vendu;
et le 15 novembre 1863, M. le docteur Bulard, aussi distingué
par son instruction que par son caractère, a pris possession du
nouvel édifice comme médecin en chef, de concert avec M. Guil-
bert, le directeur actuel, vieillard respectable et en haut crédit
dans la contrée.

Bailleul, chef-lieu de canton de l'arrondissement d'Hazebrouck,
est une petite ville de 10,000 âmes, distante de quatre lieues de
Lille, et qui, par sa mairie à clocheton mauresque, conserve
un vestige de la domination espagnole dans les Flandres.

De la rue d'Ipres, il y a deux petits kilomètres de cette localité
à l'Asile, par la route du même nom.

Voilà un très-joli monument!

Dessinez un quadrilatère, à lignes séparées, au milieu duquel se trouvent deux étages de services généraux fort gracieux:
à droite les Pensionnaires, à gauche les Indigents paisibles et
semi-paisibles, au fond un rez-de-chaussée d'infirmeries, en
avant l'administration.

Plus tard, deux petits pavillons, l'arrière plan, destinés aux
Agités, feront pendant à ceux de l'entrée qu'habitent le concierge
et le jardinier.

(1) *Statistique administrative et médicale de l'Asile public des Aliénées de Lille.* 1852. Pages 41.42.

Rien de charmant comme cet aspect.

Chaque bâtiment offre un avant-corps au centre, qui rompt la monotonie architecturale. Chaque toit présente un pignon hérissé de crochets et d'aiguilles, tels qu'on en voit sur le faîte de nos cathédrales. La brique silicatée, élément de la construction, lui donne l'apparence de la pierre de taille; et leur encadrement de raies blanches produit à l'œil une teinte flatteuse, surtout observée du belvédère qui s'élance du milieu de l'édifice pour le dominer. Un panorama délicieux s'étale; et l'on aperçoit une plaine immense, entourée de montagnes, dans un pli de laquelle il est assis.

Des caves voûtées le supportent.

Autour, 55 hectares.

Le Directeur a eu l'amabilité de me montrer son corps de logis, qui m'a semblé confortable, et où j'ai remarqué un salon plafonné en relief, digne de ses hôtes.

Et le médecin, dans tout cela?

Ah! nous allions l'oublier, quoiqu'il ne le mérite pas. Le docteur Bulard a un appartement de garçon dans un coin du bâtiment d'administration.

C'est fort bien.

Maintenant, je demande le devis. Qu'a-t-on dépensé, ici? Des sommes énormes, et il reste énormément à faire, et il y a des dettes. En outre, les détails n'ont pas toujours été bien menés: ainsi, les murs sont enduits d'une couche, composée de paille, sable et chaux, dans lequel s'enfoncerait une lame de couteau; les rez-de-chaussées sont pavés en mosaïques, qui s'altèrent facilement, et dont les interstices s'excavent; les escaliers du bâtiment central sont munis d'une rampe de fer, parfaitement superflue; au pensionnat, se voient des gardes-fous inutiles ou trop massifs; les fenêtres ferment mal, leurs vasistas sont en bas, les salles de travail sont beaucoup trop grandes.

La population se monte à 504 femmes, et un seul homme est chargé de la partie médicale.

On eût bien mieux fait de bâtir plus simplement, et d'être au complet; de n'être pas obligé d'avoir des cellules provisoires mal placées, des salles de bains au milieu de l'Asile...

D'accord avec M. Mundy, nous déplorons ces systèmes, qui ont pour but un idéal très-coûteux, et sans profit. On finira par comprendre qu'avant tout il faut répondre aux besoins moraux des malades auxquels ces institutions sont destinées, après avoir pourvu aux exigences d'une sévère hygiène. Les attaques violentes, qui se sont produites contre nous, n'ont pas d'autre cause que la conduite de ces hommes, plus artistes que médecins, qui courent après la vaine gloire d'attacher leur nom à un monument. La richesse des matériaux favorisera-t-elle la guérison des Aliénés? Que m'importe, me disait un de ceux-ci, que je trouvais heureux d'être soigné dans une magnifique demeure; j'aimerais bien mieux un morceau de plus sur ma table, ou un habit plus étoffé le dimanche. Les châteaux sont faits pour les princes et non pour les fous! N'était-ce pas le cas de répéter : « *Vox populi, vox Dei?* » Un hôpital ordinaire n'emprunte pas à sa constitution matérielle ses moyens fondamentaux de traitement. Quand il a de l'air, de la lumière, de l'espace, des eaux potables, une nourriture choisie... il est satisfait. L'Asile ne l'est qu'à moitié, parce qu'il fait partie, en tant qu'habitation, des agents thérapeutiques usités. Or, comme la science marche, il évoluera avec elle, — et tel qui fut le premier sera un jour le dernier, s'il ne suit pas le mouvement; par conséquent sera devenu instrument défectueux.

Cela est d'autant plus dommage, que le service fonctionne ici à souhait. Il y a de l'ordre, de la tenue, de la propreté, du dévoûment. L'alimentation ne laisse rien à désirer. La literie est dans un fort bon état. Le soleil pénètre largement partout. L'odorat n'est impressionné par aucune mauvaise odeur. Le chauffage est bien dirigé : les poêles, vêtus d'une robe de fer grillé, inhérente à l'appareil, chauffent doucement et n'exposent pas aux brûlures. Les magasins de la lingerie sont admirables. Enfin, les Religieuses de l'*Enfant Jésus*, à l'exemple de leur Supérieure — dont nous avons proclamé le mérite et qui apporte dans ses fonctions le fruit d'une expérience de 31 ans. — vivent en parfaite harmonie avec le Médecin, et ne coopèrent pas peu au succès de l'œuvre.

Quelque vivacité qu'on mette dans la critique, on ne reconnaît donc pas moins que l'Asile de Bailleul est un des joyaux de la spécialité.

NAPOLÉON-VENDÉE.

Les Aliénés de la Vendée étaient oubliés à Fontenay, lorsque le 20 février 1843 fut nommé un médecin préposé-responsable par le Ministre de l'intérieur.

Ils étaient dans un tel état de misère et d'incurie, que le docteur Dagron n'eut rien de plus pressé que de demander leur translation. Enchaînés et nus sur la paille, ne recevant de visites que des Sœurs de Saint-Vincent-de-Paul, qui trouvaient l'homme envoyé par l'autorité assez immoral et insensé pour pénétrer dans les cachots, ils virent leur sort aussitôt amélioré ; mais ils ne purent quitter cette honteuse demeure, qu'après plus de dix années. Un plan, proposé par M. Ferrus, inspecteur général, avait été fortement contrecarré ; et il ne fallut rien moins que l'appui simultané du Préfet, du Conseil général et de M. le docteur Parchappe, pour le faire triompher. Ses adversaires prétendaient que sa réalisation n'était point d'une puissante et urgente nécessité. Nous allons cribler la valeur de cette étrange opinion.

Situé à l'extrémité ouest de la ville, l'hospice de Fontenay est borné au sud par la route de Nantes à Limoges, à l'est par le collége, au nord par le cimetière, à l'ouest par le chemin de ronde de l'octroi.

Etabli dans les anciennes dépendances d'un couvent, dont les bâtiments en ruine ont été reconstruits dans ces derniers temps, il manque d'eau en toute saison ; et ce n'est qu'à grands frais qu'on peut s'en procurer pour la distribuer à bras dans ses diffé- rentes parties. Le quartier d'Aliénés, qui y est annexé, en occupe le point le plus reculé et le plus voisin du collége et du cimetière. Il se compose d'un rang de loges, et d'un pavillon à rez-de-chaussée avec étage et grenier. Les loges, au nombre de

52, sont froides, humides, sans plafonds ; elles n'ont pour ouverture qu'une porte de chêne de 5 centimètres d'épaisseur, bardée
de fer et d'énormes serrures; en sus une fenêtre non vitrée,
garnie de gros barreaux, très-serrés et d'épais et grossiers con-
trevents mal peints. Deux dortoirs de 12 lits, un réfectoire et
un chauffoir commun complètent ce triste logement. La population s'élevait au chiffre de 85 malades, dont 15 n'avaient vu
le jour depuis de longues années. Couchant sur une litière à
moitié pourrie, nus ou couverts de haillons sordides en toute
saison, sous la garde de geôliers qui ne les contenaient qu'au
moyen du cep et des chaînes, les malheureux croupissaient dans
une morne oisiveté. Leur nourriture détestable, se composait de
mauvais fruits, de quelques poissons salés, de feuilles de salade
sans huile et tassées dans un baquet. Quant au pain, il était souvent moisi. Les plus raisonnables couchaient sur des lits de
camp, etc., etc.

Un projet d'Asile départemental fut donc, et à bon droit,
soumis au Conseil général, dans sa session de 1845. Les travaux
furent adjugés en 1847. Le 1er janvier 1853, l'installation
s'opérait.

Le Préposé, nommé Directeur, parti de Fontenay à 5 heures
du matin avec personnes et bagages, arrivait à Napoléon-Vendée
le soir même, ayant fait 14 lieues, moitié à pied, moitié en voi-
ture à cause du mauvais état des routes.

A trois kilomètres environ de cette dernière ville, au lieu dit
la *Dalle de la Grimaudière*, se trouve l'édifice nouvellement
construit. Placé au centre du département, sur un plateau des
plus pittoresques, il ne pouvait réunir des conditions plus heureuses. Son sol est haut, à l'abri du bruit et des miasmes, une
source l'arrose, et une rivière l'avoisine. Au milieu d'une propriété d'un seul tenant, qui contient plus de 20 hectares, il est
assez éloigné de toute agglomération d'habitants pour vaquer
en paix à ses travaux, sans souffrir dans ses approvisionnements;
puisque 20 minutes seulement le séparent du chef-lieu.

On voit, là, un mode de transition entre l'indépendance et la continuité architectoniques.

Deux lignes parallèles et horizontales, que divise une ligne transversale de galeries ou de corridors. Sur la parallèle antérieure : un bâtiment à deux étages, subdivisé en quatre quartiers de classement, pour les Tranquilles, les demi-Agités, les malades en traitement, les Epileptiques — composés chacun d'un réfectoire au rez-de-chaussée et d'un dortoir au premier étage. Sur la parallèle postérieure : un bâtiment à deux étages, ayant des bains au rez-de-chaussée, l'infirmerie au premier — entre les Agités et les Gâteux — tous les trois à quelque distance.

Les bâtiments d'administration et la chapelle sont une intercalation centrale de ces parallèles, qu'elle reproduit exactement; quoique dans des proportions très-réduites. Répétition de ce dessin pour chaque sexe. Les logements de l'Econome et de l'Aumônier sont développés sur les côtés de l'entrée de l'Etablissement, en arrière de l'administration. Celle-ci est mise en communication avec les deux divisions par une galerie — se continuant avec celle qui règne intérieurement le long d'un rez-de-chaussée de façon à recevoir dans son parcours les entrées des bains, des Furieux, et des Malpropres.

Les préaux, plantés d'arbres, ont vue sur la vallée de Lyon, sur la cité, sur le jardin — et limités par un saut-de-loup qui, sans intercepter la perspective, forme un mur infranchissable. Enfin, il existe une buanderie, une boulangerie, et un quartier de pensionnaires ouvert depuis peu d'années.

Je n'aime pas l'emplacement des Gâteux près de l'Administration, celui des Agités près de l'infirmerie : heureusement que des cours sont entre eux. J'aurais préféré aussi voir les Epileptiques ailleurs, que près des malades en traitement. Quant aux services généraux, ils me semblent bien loin des dernières sections, qui, malgré de jolis couloirs, doivent se ressentir de la distance au moment des distributions.

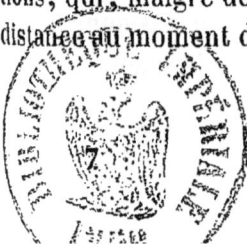

BOURG.

Nous allons nous occuper de deux Etablissements excep-
tionnels; preuve flagrante de l'alliance possible — tant de fois
contestée — des éléments laïque et religieux.

Depuis près de huit ans que je dirige leur service médical, j'ai
rencontré, dans la Congrégation à laquelle ils appartiennent,
un excellent esprit, l'amour du progrès, une légitime émulation
pour le bien. Les corporations religieuses ont, pardessus tout,
le sens de la règle. L'instinct d'obéissance, imposé à leurs
novices, fait partie du caractère qu'elles revêtent avec l'habit.
La grande difficulté du médecin, appelé à la direction d'un Asile,
de concert ou avec le concours d'une Communauté, consiste à
l'amener d'une habitude à une autre — qui rendra avec usure
les fruits refusés par la première.

Ceux d'entre nous, qui n'ont pu vivre en paix avec elles, sont
peut-être ceux qui, ayant oublié leur participation à l'humaine
faiblesse, n'ont pas tenu compte de cette considération par
l'accord de concessions mutuellement indispensables.

Entre gens qui s'estiment, il ne doit y avoir lutte et ambition
que pour le bien?...

Il n'est pas un étranger qui, au seul nom de la Bresse, ne se
représente un pays sauvage, baigné par la vase et décimé par
les fièvres.

Plusieurs d'entre eux sont, même, persuadés que cette ancienne capitale est une ville de terre glaise, bâtie sur pilotis.
Qu'ils se détrompent. L'église paroissiale seule, admirable par
l'ampleur de ses arceaux et l'élégance de sa façade, était ainsi il
y a quelques siècles. Bourg n'est nullement insalubre, ses habitants sont civilisés, la vie en est supportable, les épidémies y

sont rares, le choléra ne l'a jamais visité : et la Dombes garde le
secret de ces terribles accès, qu'un prochain desséchement fera
disparaître. Enfin, l'intelligence n'y est pas un météore ; puisque
Duret, Lalande, Bichat, Richerand, Récamier, Brillat-Savarin
y ont vu le jour : sans compter Commerson le naturaliste,
Vaugelas le grammairien, Ozanam le mathématicien, Faret
injustement ridiculisé par Boileau. J'ajoute que ce pays, où
Henri IV prit la poule au pot en affection, possède une bibliothèque de 25,000 volumes, et une Société savante qui date
de 1785.

Je ne concède que trois reproches : la mobilité de sa température causée par la proximité des montagnes du Revermont,
l'humidité de l'air entretenue par le voisinage des étangs,
l'odeur plus ou moins pénétrante du Cône — canal à vidanges,
émonctoire ignoble que les géographes appellent rivière suave
et limpide.

Située sur la rive gauche de la Reyssouze, assise sur un
mamelon d'où elle domine à l'est un bassin varié, la cité favorite
des Princes de Savoie est fort charitable, et ses institutions de
bienfaisance sont toutes bien exposées. L'Asile Sainte-Madeleine,
que nous décrirons le dernier, doit sa fondation aux Frères de
Saint-Jean-de-Dieu ; ainsi que Saint-Lazare, maintenant transformé en Maison de retraite.

Voici, en peu de mots, leur historique. Au commencement
de ce siècle, l'hospice de la Charité fournissait des secours aux
vieux Insensés. Le dépôt de mendicité, nommé Bicêtre, tenait
sous clef les adultes. Les autres vivaient cachés dans leurs
familles, soignés par les couvents, enfouis au fond des prisons.
Ce Dépôt, insuffisant ou inapproprié, dut être transporté à Brou,
dans l'ancien prieuré des Augustins, en suite d'un décret impérial.
Le 30 novembre 1808, huit cellules y furent construites. Le 1er mai
1812, six Sœurs de Saint-Joseph, de Lyon, y étaient installées,
en qualité de sous-employées, sur la demande expresse du
baron Rivet. Plus tard, en 1820, le Conseil général vota 16 nouvelles loges, afin de les tenir tous dans un régime « plus con-

forme à leur genre de démence » dit le Rapporteur, qui prononce, pour la première fois, le mot de traitement. Mais dans son visa sur les travaux à effectuer, l'ingénieur en chef reconnaissait « qu'il n'y avait rien de mieux à faire que de suivre les vieux errements. »

Telle fut la période primitive.

Quelques années ensuite, un Frère hospitalier, venant de Lyon, adressait, au nom du Père Hilarion, commissaire général de l'Ordre, « une demande à l'effet de soigner les reclus aux Lazaristes » que le département venait d'acheter d'un particulier : demande qu'approuvait fortement l'Evêque de Belley, se plaignant du trouble apporté par les malades aux jeunes étudiants du Séminaire. Le surlendemain, un bail était passé entre le Préfet et les Religieuses — stipulant un prix de pension de 220 francs pour les hommes, de 225 francs pour les femmes, et que « la nourriture serait choisie préférablement parmi les végétaux, les légumes rafraîchissants et anodins. » Recommandation économique que nos administrateurs regrettent, aujourd'hui, de ne plus voir introduite dans leurs traités... N'oublions pas de mentionner, parmi les projets de construction, ceux de *loges de convalescents.*

Mais les deux sexes ne pouvaient trouver place sous le même toit. On convint d'acquérir un autre local pour les femmes; après avoir hésité si on ne les enverrait pas à Montbrison, où ces Messieurs venaient d'instituer un hospice.

Ce fut en 1825 que chaque sexe fut réparti, l'un à Saint-Lazare sur l'emplacement des anciennes fortifications, l'autre à Sainte-Madeleine près la Porte de Lyon. Saône-et-Loire ne tarda pas à y envoyer ses Aliénés. Des Sœurs improvisées du même Ordre y furent agrégées. Elle ne purent tenir. L'entreprise leur fut retirée.

La Communauté de Saint-Joseph, — dont la Maison-mère venait de se fonder à Bourg — prit la succession de l'Asile des hommes. Puis, en 1854, l'Administration supérieure se vit dans l'obligation de leur livrer celui des femmes. La Congrégation accepta même la cession du premier de ces hospices, sous condition d'élever à ses frais un édifice spécial.

Telle fut la seconde période.

L'exécution de cette clause ne se fit pas attendre. Elle confirma ces paroles de Guislain : « Pour arriver à former un programme convenable, et à dresser un bon plan, il faut être au courant de tout ce qu'exige le bien-être des Aliénés, il faut connaître parfaitement le service intérieur des Institutions où ils sont admis. » (*Des Phrénopathies*. 1852. Tome III. Pages 344-5.)

Mgr Chalandon, l'abbé Perrier un second évêque, la R. Mère Saint-Claude, une vraie Supérieure, se mirent donc en route pour visiter nos meilleurs Etablissements. Après être restés trois jours à Auxerre, à leur retour de Paris, pour l'étudier — ils revinrent à Bourg avec la copie de l'œuvre de M. Girard de Cailleux et l'intention arrêtée de la réaliser.

J'avais oublié de nommer, parmi les nobles voyageurs, M. Dupasquier, l'architecte! Il est des gens qu'on est coupable de taire.

Acquisition fut faite sur la route de Louhans, par M. Guichellet, jeune notaire de vieille souche, d'un plateau de 80 hectares, couronné d'une forêt, alimenté par plusieurs sources, dans un lieu appelé *Cuègres*.

L'achat était de bon aloi. Faible distance de la ville, communications commodes, air pur et beau site. Un pavillon s'érigea. Monseigneur, qui en avait été un des plus ardents instigateurs, voulut en être le parrain. On le baptisa du nom de Saint-Georges.

L'architecte avait bien emporté le plan de l'Asile d'Auxerre; mais il n'en avait gardé que la forme—celle du parallélogramme. Car, il serait impossible de comparer le dessin de ces deux monuments; le premier d'un aspect simple, modeste, à surface lisse; le second d'un aspect grandiose, garni de reliefs, offrant quelques réminiscences du palais de Versailles. Je ne puis le décrire en détail. Sur dix ou douze bâtiments conçus, un seul est né; et qui répondrait qu'ils arrivassent tous à terme? Ce qui existe est charmant. Figurez-vous un château moderne, composé d'une ligne à trois avant-corps et de deux tourelles en arrière, à hautes fenêtres à meneaux losangiques, au toit d'ardoise; avec son avenue, ses ombrages et ses pièces d'eau. De vastes préaux correspondent aux cinq divisions architectoniques, qui comportent autant de sections : Paisibles, semi-Paisibles, Infirmes, Malades, Epileptiques. Au fond de la propriété, un bois délicieux, aux allées sinueuses; à droite un jardin potager digne des fermes-écoles, à gauche des champs de blé au mieux cultivés; en avant, la grange, les remises, le cheptel. La vue s'étend sur les chemins de fer du Jura et du Mâconnais, sur une plaine sans limites. Aucun bruit extérieur ne trouble la tranquillité habituelle de cette retraite. Rien ne rappelle la prison : jolies portes, larges escaliers, dortoirs puissamment aérés, salles de jour spacieuses, — pas de bornes aux regards, grâce aux sauts-de-loups. Et les cellules? Il n'y en a pas. Que les adorateurs de *no-restraint* s'inclinent! Pourtant, là, comme ailleurs, on est convaincu de leur nécessité. Question de temps et d'argent.

Je ne dirai rien de la tenue. Les parquets sont cirés, frottés, brillants. Un calorifère à air chaud répand dans les diverses salles une douce température — qui serait un peu plus égale si les pièces étaient moins grandes. Défectueux est, par exemple, le mode d'habitation des surveillants, entièrement séparés des malades qu'ils n'aperçoivent la nuit qu'à travers un grillage artistement ouvragé, mais qu'ils ne peuvent secourir facilement et prestement.

L'effectif de la population monte à 310. Sur ce nombre : 300 s'occupent, les uns à l'agriculture, les autres aux ateliers, d'autres aux terrassements, ou aux travaux du ménage. La maison du Médecin et celle de l'Aumônier s'aperçoivent à côté des bâtiments hospitaliers. En face, une ancienne ferme sert provisoirement de services généraux et de logements des Sœurs — qui, par leur contrôle et leur onction, tempèrent la rudesse ou la sauvagerie des gardiens.

Bien différente est la Madeleine — angle obtus de maisons, allongé au fur et à mesure des besoins. Sur la branche antérieure : les services généraux, le pensionnat, la chapelle, l'aumônerie, l'appartement du Médecin. Sur la branche latérale : les services hospitaliers. Six catégories de malades, qui se reproduisent pour les trois principales classes de pension : Paisibles, semi-Paisibles, Agitées, Faibles propres, Faibles malpropres, infirmerie. Chaque quartier se compose de 30 personnes environ, surveillées par 2 ou 3 Sœurs. La population totale s'élève à 525 Aliénées appartenant d'office aux départements de l'Ain, de Saône-et-Loire, de la Seine ; — ou volontaires, venus de tous les points de l'Empire.

Les cellules, relativement nombreuses, ne servent que la nuit. On les réduira encore. La plupart sont munies d'un poële. Les lieux d'aisance sont tenus comme ceux des gens raisonnables : le siége, toujours reluisant, n'offre aucune disposition particulière ; on a seulement pourvu aux tentatives suicides par un barreau infléchi sur les bords de la lunette. Le nombre des Gâteuses n'a jamais dépassé 12 ; j'entends par là les Infirmes susceptibles de sâlir. La strychnine chez les Paralytiques, la belladone chez les Turbulents, le quinquina chez les Stupides, la présentation à heure fixe à la garde-robe chez les Démentes, une propreté parfaite, une chaleur modérée, sont les moyens qui nous ont donné le plus de succès. Quant au système de literie, il est pour ainsi dire éclectique — participant à la fois de celui de Chambéry et de celui d'Auxerre.

Les quatre cinquièmes des malades s'occupent au crochet, à la broderie, à la tapisserie, à l'aiguille, au tricot, au métier, au raccommodage, à la lingerie, à la cuisine. Quelques-unes, même, prouvent leur adresse, par la confection d'œuvres d'art en paille, en verre, en bois, que ne désavoueraient pas des ouvrières de profession. L'infirmerie mérite une mention. Exposée au midi, un peu à l'écart, loin des émanations animales, elle jouit d'une charmante perspective, animée par le passage des wagons du chemin de fer de la Suisse. On y monte sur un tapis d'aloës, sous l'escorte d'une double haie de vases de fleurs : la bera vergia avec ses clochettes azurées, la verveine d'un rouge pourpre, le fuchsia dans son attitude de saule pleureur, la véronique en épi bleu de ciel, le géranium et l'héliotrope pleins de senteurs embaumées, le myrte, le grenadier, le laurier rose, qui rappellent l'Italie, la Grèce ou l'Espagne. Le plus grand ordre règne dans l'Etablissement. La discipline laisse rarement à désirer. Une nourriture saine et abondante a fait disparaître la diarrhée chronique, un de ses hôtes habituels. Lettres, visites, correspondances sont soumises à l'appréciation médicale.

L'on retrouve, à la Madeleine, les qualités qui distinguent les Religieuses bien dirigées. Pas d'étalage, ni d'embarras. L'amour des malades, la vie de famille, des attentions maternelles, une source inépuisable de bons procédés. La camisole y est d'un usage extrêmement restreint. La mortalité y baisse chaque année. Elle était de 54 en 1857 : elle a été de 37 en 1858 — de 37 en 1859 — de 39 en 1860 — de 39 en 1861 — de 25 en 1862 — de 39 en 1863 — de 39 en 1864. Et, pourtant, chaque année, la population a sensiblement augmenté. Car, en 1857 elle était de 378, et elle est actuellement de 525.

On fait entendre de la musique, on instruit les ignorantes ; on cultive la mémoire par des lectures choisies, des exercices de calcul et de grammaire, d'histoire, de géographie. Chaque salle a son patron : à l'époque de sa fête, on dîne à la campagne. Chaque semaine une grande course a lieu aux environs. Trois fois par jour, on se promène dans le clos. De temps en temps, on tire une loterie, ou l'on joue une pièce de théâtre. Ce qui frappe surtout, c'est la bonne volonté des Sœurs, heureuses de découvrir des moyens de soulagement, mues par une piété éclairée qui les aide à vaincre toute répugnance — et leur a fait ouvrir des cahiers d'observations avec le même empressement qu'une salle d'autopsie et un cours d'auscultation. Dites-le, confrères, et répétez-le bien haut à leurs émules !

Des médecins blâment les ornements dévotieux des murs : les Christs, les images de saints, les tableaux historiques, etc.

Pourquoi? Si quelques regards s'en trouvent offusqués, la majorité les approuve. Qu'on fasse un bon choix. N'ornons-nous pas nos appartements privés des portraits de nos amis et des morts qui nous sont chers? N'éprouvons-nous pas du plaisir à leur parler muettement, à les visiter en silence? Ne nous semble-t-il pas souvent qu'ils nous répondent, comprennent nos misères, et y compatissent? Quant à moi, je trouve cet usage en intelligence avec les besoins du cœur, et je crois à la communion des saints, exemples toujours bons à imiter.

Je désirerais, pourtant, un peu plus d'espace dans les dortoirs, qui ne se peuvent désencombrer que par l'addition de logements, du reste en projet.

Des tableaux statistiques que nous avons dressés à l'égard des causes de la Folie, il ressort que les plus fréquentes se sont présentées dans l'ordre suivant : 1° Les chagrins; 2° les convulsions — 3° la frayeur — 4° l'hérédité directe, indirecte ou collatérale — 5° les maladies particulières aux femmes — 6° les fièvres — 7° la religion mal entendue — 8° les vices d'éducation — 9° la méningite.

Des tables météorologiques, formées soigneusement par les Sœurs et par moi, j'ai pu déduire les corrolaires suivants : les maladies incidentes, qui ont sévi sur les Aliénés, ont à peu près toujours été en corrélation avec l'état de l'atmosphère, en rapport avec les règles posées par M. Fuster dans son *Traité des maladies de la France*. Au printemps règnent les Affections catarrhales et muqueuses, en été les flux bilieux et les troubles du tube digestif, en automne les rhumes et les névralgies, en hiver les nflammations. Quelquefois la constitution médicale d'une saison chevauche sur la suivante, de manière à lui imprimer un caractère mixte. La Madeleine a ressenti, quoique tardivement, le contre-coup de toutes les influences morbides de la ville. Elle a subi des influences à elle spéciales. Ainsi en 1858-1859, un mal bizarre a frappé bon nombre de Sœurs et de Folles, et Bourg n'en a pas eu connaissance. C'était une sorte de gastro-entéro-stomatite, débutant par des syncopes, suivies de délire, et accompagnées de vives douleurs abdominales ainsi que de constipation. Personne n'a succombé. Les purgatifs huileux alternés avec les opiacés sont les moyens qui nous ont le mieux réussi pour combattre ce petit fléau. Quelques faits curieux ont frappé notre attention : une apoplexie intermittente chez une vieille, et une pleurésie du même genre chez un adolescent, entre autres. Nous avons été témoin d'une léthargie intermittente. Car, quoique les fièvres tierces et quartes disparaissent peu à peu de la Bresse, l'élément périodique y joue encore un rôle important.

En somme, nous avons montré deux Asiles bien distincts : l'un, celui des hommes, à peine commencé, et qui ne suffit déjà plus ; l'autre, celui des femmes, bientôt plein, et qui, pour des raisons de service et d'économie, ne demande qu'à être réuni au premier.

Quand cet espoir se réalisera-t-il ? Si je ne considérais que l'argent dépensé, je dirais : jamais. Si je considère les ressources de la Congrégation, son esprit de progrès, son amour du bien, je garantis de l'avenir.

Disons les choses telles qu'elles sont. Saint-Joseph a été dupe de son cœur. Il rêvait une Institution modèle, il a dépassé son but. Il a un peu trop compté sur l'intuition artistique, un peu trop douté de notre concours.

En effet, que dit la *médecine mentale?* « Le luxe ne convient guères à un pareil asile de douleur. Tout doit y être bien, mais sévère. Son luxe véritable est la propreté, l'ordre, la disposition saine des bâtiments, l'harmonie de toutes les parties du service, la bonne qualité du régime, la douceur et la fermeté des soins, et surtout le choix heureux du médecin qui doit le diriger (1). »

« Quelle que soit la destination d'un Asile, la simplicité doit régner dans toutes ses parties ; point d'ornementations inutiles, point de complications excitant l'imagination morbide des malades. Des lignes pures et symétriques, des murs propres et

(1) SCIPION PINEL. *Régime sanitaire des Aliénés.* 1836. Préface v.

annuellement entretenus, voilà le nécessaire, etc. L'économie est une des conditions dont le spéculateur s'occupe le moins ; et, cependant c'est l'écueil où viennent se briser les plans les mieux conçus (1). »

« Je suis fort éloigné de croire qu'ils soit indispensable de faire des Asiles d'aliénés des monuments propres à exciter l'admiration pour la richesse de leur architecture, et qu'il y ait lieu d'imiter l'Angleterre dans le choix qu'elle a fait d'un style qui ne convient véritablement qu'à des habitations princières (2). »

L'Asile Saint-Georges répond-il aux indications des maîtres de la spécialité? A-t-il l'aspect simple et modeste, est-il composé de matériaux peu dispendieux? Regardez ces corniches, ces consoles, ces entablements, ces cordons, ces fenêtres, ces cheminées, ces croisillons, ces galeries; et chargez-vous de la réponse. L'Asile d'aliénés, disait Esquirol, est un instrument de guérison. Or, un instrument se fabrique en raison des usages de l'art qu'il sert. Il est variable et perfectible. Il faut donc le confectionner de façon à ce qu'on puisse, à chaque évolution scientifique, le modifier à volonté. Que faire, si on l'a construit de telle sorte qu'il soit inamovible de forme et de destination? Une Eglise peut enfouir des millions ; rien de trop beau pour Dieu. La religion, qui lui élève un temple, repose du reste sur des doctrines immuables. Pour des fous, un groupe d'habitations modestes, malléable par le temps, toujours salubre, dont chaque partie réponde à un besoin ; voilà ce que prescrit la sagesse.

Je n'oserais certainement pas offrir un conseil à la Congrégation de Saint-Joseph, abondamment éclairée. Mais je crois qu'une modification du plan d'ensemble de son Institution et un chan-

(1) H. GIRARD. De la Construction et la Direction des Asiles d'aliénés. 1848. Pages 21 et 22.

(2) PARCHAPPE. Des Principes à suivre dans la fondation des Asiles d'Aliénés, etc. 1853. P. 31.

gement d'architecture la sauveraient d'une impasse — où semblent se compromettre ses capitaux et son avenir.

Ses Asiles d'aliénés sont remarquables à plus d'un titre. La
tache que j'ai signalée n'en fait que mieux ressortir l'éclat. Leurs
Religieuses sont mues par un esprit de charité, que ne désavoueraient ni Saint-Jean-de-Dieu ni Saint-Vincent de Paul. Elles peuvent, sans hésitation, s'appliquer ces paroles de saint Paulin :
« Nous nous rendons, les pauvres et nous, de mutuels services ;
leurs prières consolident nos édifices, — et nous, sous un toit
hospitalier, nous soulageons les malheureux qui sont nos frères.
« *Fundamenta illi confirment nostra, precantes; nos fraterna
inopum foveamus corpora.* »

Il me reste à remercier le docteur Pic, mon collègue, de l'aide
habile qu'il m'a prêtée dans la sphère de ses attributions, et
messieurs les Aumôniers auprès de qui j'ai toujours rencontré
savoir, sympathie et dévoûment.

Observation du docteur Bazin.

Monsieur et très-honoré Collègue,

Vous avez été induit à erreur en ce qui concerne M. Bitot. Ce confrère n'est point chargé du contentieux; son titre officiel est « médecin-inspecteur des Aliénés de la Gironde. » Économiser les fonds du département, tel est le but de ses fonctions. Il est chargé de s'assurer si, sous l'influence de son délire, le malade peut compromettre l'ordre public ou la sûreté des personnes; et si, à en juger d'après l'apparence et les renseignements, la famille est en position ou non de payer soit une partie, soit la totalité de la pension.

Sa mission doit donc être de s'assurer, autant que possible, si les malades ont des chances de guérison ou s'ils n'en ont pas; dans le premier cas, de faciliter le placement à l'Asile, dans le second d'encourager le maintien à domicile.

Veuillez, cher et honoré Confrère, me croire bien sincèrement votre dévoué.

Prof. Bazin.

Bordeaux, le 21 février 1865.

Je suis heureux de saisir cette occasion, qui me permet d'appeler l'attention sur l'inspectorat départemental, dans un moment où elle est si chaudement appuyée par MM. Girard de Cailleux, De Lasiauve, La Bitte. Cette institution, nous n'en doutons pas, est appelée à rendre les plus grands services;

lorsque l'Autorité se décidera à opposer une barrière sérieuse aux envahissements de nos Maisons par les innombrables déshérités de la raison compris sous le nom de Crétins, Imbéciles, Idiots, Déments et Fous. Nul doute que le progrès ne soit là.

Les parents, encouragés par les résultats, solliciteront, brigueront même tôt ou tard nos soins; et un contrôle scrupuleux, sur l'opportunité de l'admission sera la seule mesure capable de prévenir l'encombrement de nos hôpitaux ainsi que le relâchement des liens de famille.

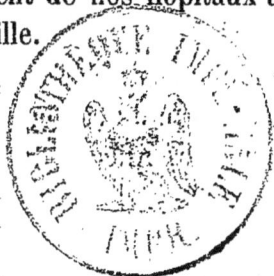

TABLE DES MATIÈRES.

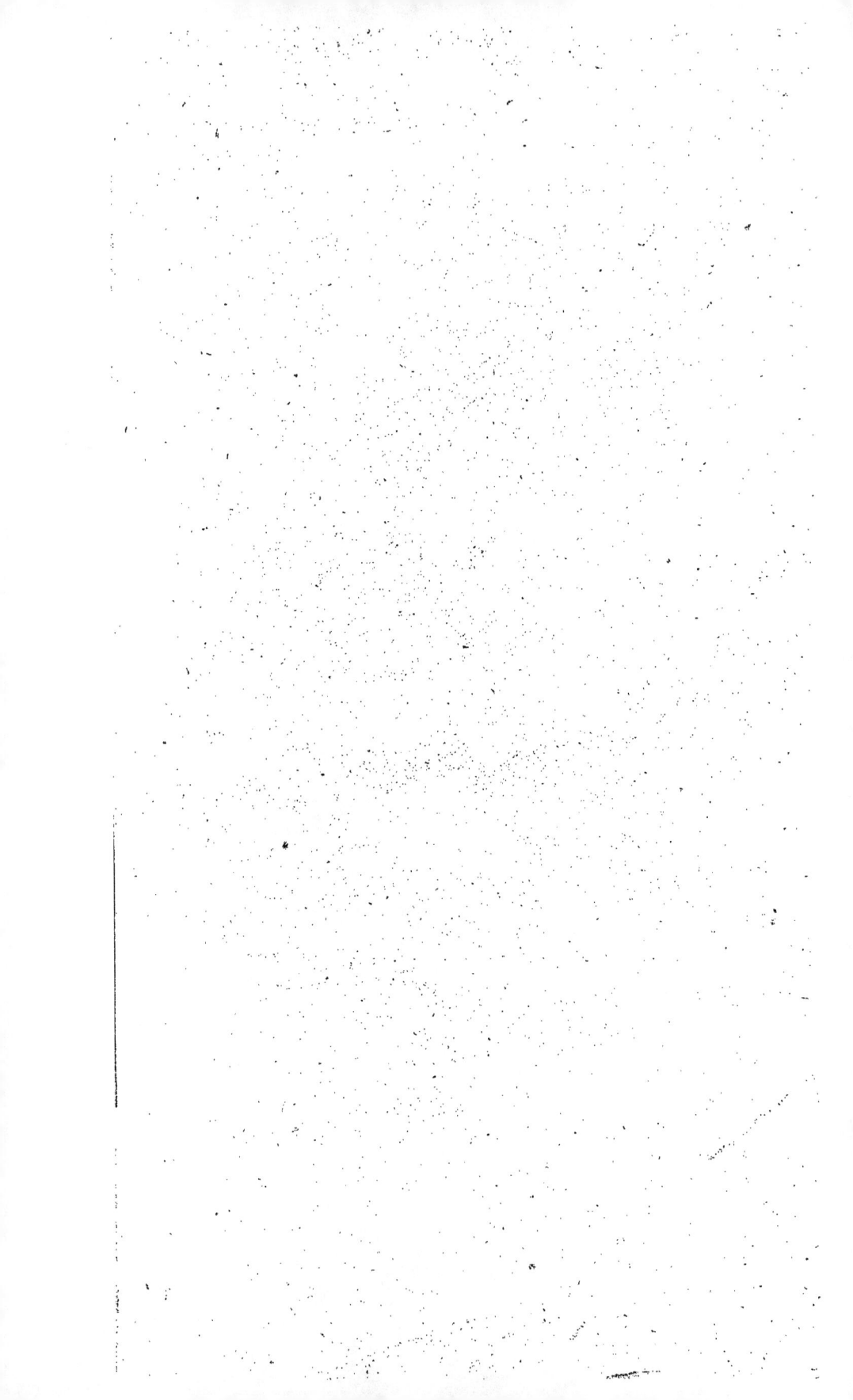

Ouvrages de l'Auteur :

De la nature de l'Aliénation mentale, *d'après ses causes et son traitement.* — Brochure in-4°. 1856.

MÉDECINE MENTALE. Première étude : *De l'Isolement.* — Brochure in-8°. 1857.

Dégénérescence et Régénération. — Brochure in-8°, 1858.

De la Folie diathésique. — Brochure in-8°. 1859.

De la dépopulation des Campagnes. — Brochure in-8°. 1859.

MÉDECINE MENTALE. Deuxième étude : *Des Causes.* — Brochure in-8°. 1860.

La Fièvre, dans ses rapports avec l'Aliénation mentale. — (Mémoire publié dans les *Annales médico-psychologiques*. Janvier 1861.)

De l'Imitation au point de vue médico-philosophique. — Brochure in-8°. 1861.

Guérison de la diarrhée chronique des Aliénés par la viande sèche. — (Mémoires adressés à l'Académie impériale de Médecine. 1862 — 1863.)

Excursions scientifiques dans les Asiles d'Aliénés. — Première série. — Brochure in-8°. 1862.

Erreurs et préjugés relatifs à la Folie. — Brochure in-8°. 1863.

La Médecine de Molière. — Etude médico-littéraire, lue à la Société impériale d'Emulation de l'Ain. 1864.

Excursions scientifiques dans les Asiles d'Aliénés. — Deuxième série. Brochure in-8°. 1864.

Classification des Folies, basée sur la notion expérimentale de la trinité du dynamisme. — Brochure in-8°. 1865.

Une grande partie de ces ouvrages se trouvent à la librairie Savy, rue Hautefeuille, à Paris.

www.ingramcontent.com/pod-product-compliance
Lightning Source LLC
Chambersburg PA
CBHW071219200326
41519CB00018B/5603